赵之心　主编

赵之心运动养生精华集

（第二版）

山东科学技术出版社

前 言
FOREWORD

随着社会的迅速发展,人们的生活水平有了很大的提高。出门多以车代步,家电代替家务劳动。然而不知道从什么时候开始,人们的精神越来越差,工作时间总爱打瞌睡;体力越来越差,稍微活动一下就气喘吁吁;身材越来越差,脂肪在身上不断堆积;皮肤越来越差,看起来暗淡无光;身体越来越差,各种毛病纷至沓来……于是便有人苦苦寻觅良方,美容、减肥、吃药……但往往费尽周折却徒劳无功。其实,健康的钥匙就在我们的手上,那就是运动。运动可以促进体内循环,增加氧气吸入量;可以使关节活动灵活,增强肌肉弹性和柔韧性;可以消除紧张情绪,减缓机体老化的速度……运动,既是保持健康的关键,也是治疗疾病的良方。

你听说过把健身运动写进处方的吗?在日本,患者就经常可以拿到这样的处方,医生在开出药品后,还会告诉患者如何运动,以便让身体康复得更快。

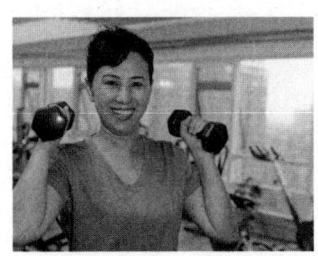

运动的作用不仅仅如此,还有很关键的一点,那就是运动可以改变心情,可以增加自信心。运动对一个人的心理有很大的影响,经常运动的人会感到自己有一种力量、一种自信。坚持运动锻炼的人，每天都会拥有一分愉快的心情，即使遇到了大风大浪，也能够从容自如地应对。

运动，对一个人来说是何等的重要！那么，你还会为自己的懒惰寻找借口吗？

这是一本关于运动与健康的书，是我在运动健身方面的一点探索成果，是对近些年来我在中央电视台、北京电视台、中央人民广播电台、各种演讲报告、各类报纸杂志及多部图书中所讲到的健身理念和健身知识的整理和萃取，无论是健身方法还是健身理念，我都力求以最实用、最简单的方式呈现给广大读者。希望大家都能够动起来，哪怕是最简单的步行。

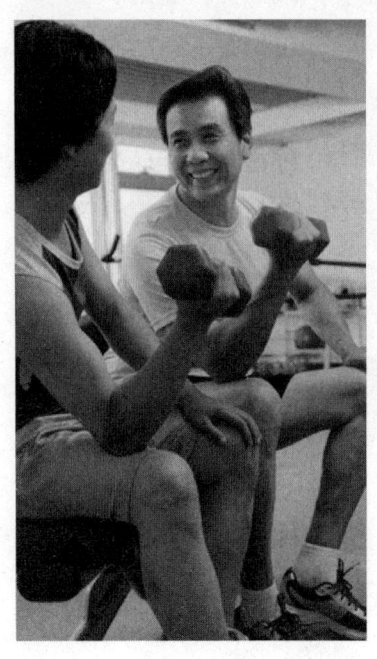

不要因为习惯了便捷而放弃健康。相信运动吧，它可以改变你的生活，改变你的未来！

赵之心

目 录
CONTENTS

Part1 健康大讲堂：体质决定健康 1

❶ 遏制体质下降，关键在于运动 2
❷ "体质锻炼"，从四大素质训练开始 4
❸ 打扫血液卫生，审视毛孔的每一滴血 7
❹ 找机会出汗，流汗运动是改善体质的良方 10
❺ 赶走麻烦制造者，给心脏请个"保镖" 13
❻ "肺腑"之言：健身勿忘"争口气" 17
❼ 肌肉的运动宣言：存钱不如存肌肉 20
❽ 健身健到"骨子里"，保持骨骼年轻化 23
❾ 人老腿先老，"欺负"老腿获年轻 26
❿ 健从脚下起，巩固好你的"底盘" 30

Part2 各就各位：疾病康复的运动处方 33

❶ 治疗头痛，从按摩开始 34
❷ 小半蹲，锻炼腰膝关节 37
❸ 颈椎痛，练习"10点10分操" 41
❹ 举手之劳，拒绝肩周炎来访 45
❺ 大步走掉高血压 48
❻ 拒绝当"现代皇帝"：痛风的运动疗法 52
❼ 冠心病患者，更要动起来 54
❽ 健肌"降"血脂 57
❾ 走掉"甜蜜蜜"的糖尿病 61

❿ 要想身体健，先打"保胃战"——徒手治胃炎 …… 65
⓫ 仰卧抬腿，胃不再下垂 …… 68
⓬ 近视，雾里看花也真切 …… 71
⓭ "旱船"划落腰背痛 …… 74
⓮ 学做健肝操，提防"三肝"危害 …… 77

Part3 健身的革命：大步走、八段锦、五禽行 …… 80

❶ "走"为上策，健身大步走的"走则" …… 81
❷ 不老的健身操：新编八段锦 …… 86
❸ 五禽行：会行走的五禽戏 …… 90
❹ 学做健骨操，远离骨疾患 …… 93

Part4 快乐健身一箩筐：上厅堂、下厨房的健身运动 …… 98

❶ 清晨醒来，床上运动轻松一试 …… 99
❷ 科学洗脸，是最好的保养品 …… 102
❸ 边看电视边健身，水桶腰变水蛇腰 …… 105
❹ 失眠勿怪床歪，睡前健身帮你入眠 …… 108
❺ 洗浴，让你的肌肉更健康 …… 110
❻ 把家务劳动变成健身运动 …… 113

Part5 让身体动起来："坐班族"的活力健身方 …… 117

❶ 让你干劲十足的办公室活力操 …… 118
❷ 肚子"缩水"、健康不"缩水"的啤酒肚健身运动 …… 120
❸ 远离"日渐坐大"的办公室减肥运动 …… 123
❹ 伏案一族该怎样"运动"自己 …… 126
❺ 全身动一动，舒畅一下午 …… 129

❻ 随身携带的健身房：零星运动知多少 ……………………………… 131
❼ 办公室里的隐形体操 …………………………………………………… 134

Part6 女性体质与健康：女人健身修补术 …………………………… 137

❶ 女人应该学会"暖和"自己 ……………………………………………… 138
❷ 走、跑、登山，职场女性动起来 ……………………………………… 140
❸ 痛经：与"不友善朋友"过招 ………………………………………… 142
❹ "包包族"，你的骨骼可好 …………………………………………… 145
❺ 保护胸前防线，确保健康乳腺 ………………………………………… 147
❻ 10分钟丰胸运动，告别"太平公主" ………………………………… 149

Part7 男性健康管理：男人身体维修书 …………………………… 152

❶ 男人40岁，请"修理"肌肉 …………………………………………… 153
❷ 中年男人的"十戒" …………………………………………………… 155
❸ 运动，让肾虚的男人不再"心虚" …………………………………… 158
❹ 前列腺炎：害你在心口难开 …………………………………………… 161
❺ 缩肛去"肥大"（前列腺肥大） ……………………………………… 163
❻ 平凡手法治疗频繁遗精 ………………………………………………… 165
❼ 早泄气不泄，按压得健康 ……………………………………………… 167
❽ 临阵收兵谈阳痿：运动等于用"伟哥" ……………………………… 169

Part8 健身不"贱"身：科学健身是根本 ………………………… 172

❶ 想对减肥者说 …………………………………………………………… 173
❷ 你是有智慧的跑者吗 …………………………………………………… 175
❸ 运动要因人而异 ………………………………………………………… 176
❹ 适量运动中"度"的把握 ……………………………………………… 180

Part9 健身也要健心：用运动驱赶"心事" ... 182

1. 莫让闲事扰心头，和抑郁症说"再见" ... 183
2. 轻松治焦虑，不药一身轻 ... 186
3. 关注女性更年期，关注心理上的"事" ... 189
4. 减压：别让"精神病"抓住你 ... 191
5. 运动让你不疲劳：摆脱慢性疲劳综合征 ... 194

Part10 关注运动营养：健身靠汗也靠饭 ... 197

1. 锻炼身体，拒绝胡吃海喝 ... 198
2. 运动饮食的"三个注意" ... 200
3. "冬练三九"吃什么 ... 203
4. "夏练三伏"的饮食法则 ... 205

附录 健身走、跑计划表 ... 208

一、体能中等的初练者10周有氧健身走计划 ... 208
二、体能中、高级阶段者10周有氧健身走计划 ... 208
三、10周健身走与跑交替有氧锻炼计划 ... 209
四、10周健身跑锻炼计划 ... 210

Part1 健康大讲堂：体质决定健康

"体质"，如同水、燃料、木材、矿产、土地等一样，不仅仅是资源，更是财富！如果某一天，你发现自己的能力下降了，比如，决策反复出现失误，自己的思路总被别人的思路所左右，自己的决策让手下人或合作者看不明白……那你就要怀疑自身的健康状况是否出了问题。所以，当出现上述情况时，就该格外关注一下自己的身体状况了。

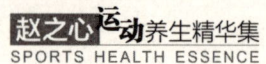

1 遏制体质下降，关键在于运动

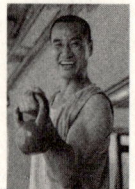

澳大利亚某疗养院有一"健康提示"：如果不注意锻炼身体，那么一旦过了50岁，身体则一年不如一年；过了60岁，身体会一个月不如一个月；过了70岁，身体会一周不如一周；过了80岁，身体将一天不如一天；而过了90岁，身体是一小时不如一小时……

网上曾出现过这样的说法，说女演员陈晓旭是被中医害死的。紧接着有人反驳："陈晓旭被中医害死的说法是无稽之谈。"那陈晓旭是不是被中医害死的呢，还是另有其他原因呢？我们姑且不谈谁害死了陈晓旭，孰是孰非，不妨换一个角度去探讨这个问题。2002年，41岁的李媛媛死于妇科癌症；2003年12月，梅艳芳死于子宫颈癌；陈晓旭死于乳腺癌……她们都是死于癌症。是谁害死她们呢？中医？西医？都不是，是她们把自己给害死的！以目前的医疗技术，几乎所有的癌症都是不治之症。如果光靠医药治疗，不在其他方面加以干预，只要得了癌症，就被宣判了死刑。所谓治疗，只是短暂地延长生命而已，而且还会遭受非常大的痛苦。所以说，对付癌症的最好方法是防，而不是治。如《内经》所说："上医治未病，下医治已病。"如果不生病或少生病，那还会有谁害你呢？所以要时时预防，始终保持"未病"，那么你就是"上医"。

谈到"防"，不能不讨论体质问题。俗话说"苍蝇不叮无缝的蛋"，健康一旦出现问题，身体肯定会出现"漏洞"而被"叮"上。这个漏洞最有可能是体质状况。因为人的体质衰退是最容易被忽视的，而它又具有典型的"用进废退"特性：在小的时候，它会随着身体的生长发育而提高，女性到了28岁左右，体质达到最高峰，随后就会随着年龄的增长而下降、衰退。体质的下降会引发很多健康问题，而体质水平与个人的生活习惯和锻炼有密切关系！再加上现代社会快节奏的生活，工作压力、生活压力都很大，如果不进行有效干预，体质下降速度会非常快。

体质下降怎么办？运动是保证体质健康的重要法宝之一。

关于运动锻炼对增强体质的作用，科学家进行了无数次实验。他们把刚出生的兔子和夜莺关在笼子里喂养，限制它们活动，待它们长大后，外表貌似发育正常，但一放到野外，兔子才跳了几下就因心脏破裂而死；而夜莺展翅高飞地发出的高昂啼叫，也竟成为最后的哀鸣。可见，动物如果缺乏运动，内脏就会发育不全，一旦进行较剧烈的运动，就会导致悲剧发生。而野生动物寿命较长的原因，就在于它们为了猎取食物，为了自卫和逃避敌人，不得不经常处于奔跑状态。正是由于这种经常奔跑的生存方式，才使它们的生命之火更加旺盛。

据资料报道，在美国阿拉斯加一个自然保护区里，鹿群、狼群共生。人们为了使鹿不受伤害，把狼全都赶走，鹿群开始享受平安，繁殖迅猛。但是，新的情况出现了，由于鹿的运动量减少，体质下降，没过多久便大批死亡。结果又只好把"狼先生"请回来，让它们追逐捕食鹿群，从此鹿群又重现生机。

运动与人类健康的关系同样如此，实验表明，如果一个身体健壮的青年在床上静卧二三十天，然后让他再下床站起来，他马上就会感到两腿发软，头晕目眩，心跳减缓，心脏功能降低70%，肌力极度衰弱。

由此可见，生命在于运动，遏制体质变坏的法宝也在于运动，山珍海味不是灵丹妙药，努力锻炼才能使青春永驻。

运动对增强体质的重要性，正如澳大利亚一家疗养院的"健康提示"所示：如果不注意锻炼身体，人一旦过了50岁，身体则一年不如一年；过了60岁，身体就会一个月不如一个月；过了70岁，身体就会一周不如一周；过了80岁，身体将一天不如一天；而过了90岁，身体是一小时不如一小时……

健康问答

1. 除了运动，还有哪些方法可以改善体质？

首先是饮食，好的饮食习惯是改善体质最直接而且快速的方法。如果把良好的饮食习惯与持之以恒的体育运动结合起来，是每一个想延年益寿的人既容易获取，又最廉价的养生法宝。

其次是改变不良的生活方式，因为不良的生活方式将直接导致各种慢性疾病的发生。有人说"人想吃就是需要"，其实这是不对的！还有吸烟、过度饮酒、口重等都是不良的生活习惯，应当克服掉！

2. 赵老师，我患有皮肤划痕症，感觉血热、皮肤瘙痒，非常痛苦，医生给开了一些提高体质的针剂，我想问问有什么方法能够提高体质吗？

慢跑是提高体质最好的锻炼方法，只要每天跑步20分钟以上，体质很快就会得到提高。如果能配合进行一些肌肉锻炼，包括肌肉的柔韧性和力量锻炼，效果会更好。

2 "体质锻炼"，从四大素质训练开始

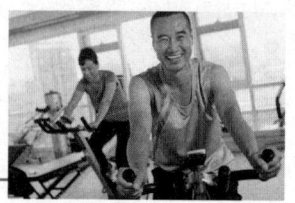

现代人的体质状况可总结为三个字：硬、软、笨。硬，即关节硬；软，即肌肉软；笨，即长期不活动造成动作不协调，缺乏耐力，柔韧度差。要改变这种状况，需要从四大素质训练开始，所谓四大素质，即力量、速度、耐力和柔韧性。

身体是革命的本钱，糜烂和放荡不羁的生活方式往往会导致"英年"早逝，所以应该统筹管理好自己的生活，遏制自身体质下降。现代人的体质状况可总

结为三个字：硬、软、笨。

硬，即关节硬。在我的每场演讲报告提问时间里，总会有中老年朋友提出这样的问题："我的膝盖为什么总是乏力，坐下了就站不起来"，"我觉得膝盖紧紧硬硬的，动一动才比较好"……这种关节变硬的现象在现代人中极为普遍，其中又以中老年人最为突出。据统计，全国年逾50岁的中老年人，每两人就有一人患有不同程度的退化性关节炎，一走路膝盖就痛，不少人因而整天待在家里，一动也不敢动，结果导致症状更加严重。

软，即肌肉软。现代生活在给人以富足的同时，也带来了诸多的身体麻烦，最显著的变化是，身体中肌肉与脂肪比例的转变。许多缺乏力量训练的人，待青壮年时期之后，身体开始发胖，体内脂肪增多，肌肉力量以每10年10%～20%的速度递减。肌肉与脂肪比例转化的直接后果是，导致肌肉变软了、松弛了，关节炎、糖尿病、骨质疏松、肥胖症等发病概率增加了。

笨，即长期不活动造成的动作不协调。缺乏耐力、柔韧度差，几乎不运动的人都会出现这种状况。若不信，你去跑500米试试，或者去压压腿试试看，看与前几年相比，是变好了还是变坏了？如果不如从前的话，就说明你的身体素质已经下降了。然而，柔韧度、耐力对健康而言是非常重要的。一个柔韧性好的人，身体姿势看起来放松、自然，走起路来步子大，运动起来也游刃有余。而那些柔韧性很差的中老年人，走路时步子迈得很小，每走一步都好像要往前摔一小跤，背也显得很僵硬。对他们而言，别说是运动，即使地上有金子也不敢弯腰去捡。

要改变上述这些状况，就要从四大素质训练开始。什么是四大素质呢？即力量、速度、耐力、柔韧性。对这四大素质的训练，是增强体质、遏制体质退化的重要内容。

对于普通人而言，有针对性地制订"有氧、力量、柔韧"三方面的练习计划就能达到很好的效果。

首先是有氧性练习。最好每天都做一些，比如可以尝试步行、跑步、游泳、骑自行车、登山、做健身操或打太极拳等，运动时间可以一次持续30分钟，或者一天两三次，每次10分钟以上，累计30分钟以上。想减肥的人，运动强度可以小一些，天天练，每次持续45分钟以上。

其次是力量练习。很多人尤其是女性朋友不太喜欢，因为怕练出肌肉，可真正的力量练习不会让你成为"肌肉女（男）"，而是让你拥有健康的体魄。所以，可以选择俯卧撑、仰卧起坐等徒手练习，也可以选择一些器械练习。但要遵循握、提、举、托，完成动作的过程中应不感觉疼痛和重点练习颈、胸、背、腰、腹、髋、上肢、下肢等主要肌肉群，同时还要注意锻炼时的自然呼吸。力量性练习不必天天做，隔天练习就可以达到不错的效果。

最后是柔韧性练习。很多男士对此不太重视，这其实是进入了健身误区。"柔韧"对每个人都是必需的，也是重要的。柔韧性不仅能说明体质状况，还与一些关节性疾病有密切关系，所以，锻炼柔韧性是至关重要的。

如何练习柔韧度？柔韧练习无需独立时间，只需要持之以恒地在空闲时做做前屈动作或是压压腿就可以。换句话说，只要注意锻炼前的准备活动和锻炼时的自然呼吸，感觉出现牵拉感和酸胀感即可。

健康问答

1. 之心老师，我24岁，一年前脸上开始长痘痘，前额、脸颊、后背、下腭都长了痘痘，而且我还是疤痕性体质。请问，我的身体是不是出现了很大的问题？我还想问问：绿豆是寒性的吗？能常吃吗？

如果你的疤痕体质小时候就有的话，平时要多注意，避免吃易过敏的食物。

关于你的皮肤问题，建议你要多出汗。夏天就要到了，你可以穿上厚一些的衣服去跑步，多出点汗，会很快改善的。另外，少吃肉、鱼、蛋、豆制品、白糖等酸性食物，多吃蔬果、粗粮等碱性食物。

绿豆属凉性，夏秋可以适当地多吃点，春天少吃，冬天基本不吃。任何食物，一次大量食用或者少量长期食用，都会导致身体出现问题。

2. 人到中年，得抓紧锻炼身体了。刚称了称体重，60千克了，再不锻炼，去年的衣服就穿不了了！您看我的岁数练什么最适合呢？我现在练瑜伽呢。

最好将有氧运动（走步、慢跑、骑车、爬山）和力量锻炼添加到你的训练计划中。有氧运动每周3~5次,每次不少于30分钟;力量锻炼每周1~3次,每次20~40分钟。

3. 我是天生的硬骨头,柔韧性非常不好,柔韧性锻炼能起作用吗?

有很多人跟你一样,也认为柔韧性是天生的,再锻炼也徒劳无功。对于大部分人的关节来说,其活动范围比周围肌肉所允许的活动幅度有更大的潜能。因此,柔韧性锻炼肯定是有作用的。

4. 赵老师,荨麻疹有锻炼治疗方法吗?

荨麻疹源于体质下降,建议适当锻炼力量,提高体质。

5. 之心老师:我儿子24岁,胖,只要一运动,大腿根部就长疖子,他不适合运动吗?

他不是不适合运动,只是皮肤的代谢功能没有调整好。也可能是由于运动时穿的服装与皮肤的局部频繁摩擦导致的。你可以让他穿宽松一点的衣服,在容易出问题的部位涂抹一些凡士林等润滑剂,减少摩擦。

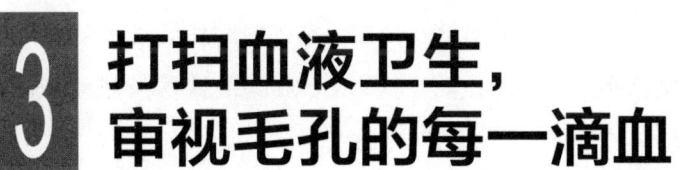 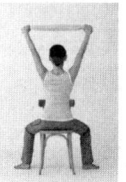

3 打扫血液卫生,审视毛孔的每一滴血

有资料表明,我国血液健康指标超标人数占总人口的50%,血液健康问题已经向人们敲响了警钟。所以,打扫血液卫生,改善血液品质,已成为一个迫在眉睫的话题。

上海市保健协会提供的统计资料表明,我国血液健康指标超标人数占到了总人口的50%。这个数据表明,血液污染已经非常严重了,改善血液品质,已成为一个迫在眉睫的话题。但是，很多人不知道，胡吃海喝消耗着自己的健康，从而引发疲劳、头晕、记忆力减退、胸闷心悸等疾病。

曾经有位著名的京剧演员春节期间恰值其寿辰，第一天吃西餐，第二天去蒸桑拿，第三天就病危了。听起来很戏剧化，但的确反映了一个问题，这绝对是长期大鱼大肉海吃的结果，而不是什么偶然事件。现在很多人天天吃肉，无节制地暴饮暴食，认为现在不吃对得起谁啊，然而一次猛吃过后带来的贻害难以估量。藏医学里有这么一句话：万物皆毒也无毒。关键是看吃了的东西被吸收了多少，有些东西吃多了以后消化不了，或者消化的东西副产品太多，这就不好了。如果摄入的营养吸收不掉，就会留在体内，带来的危害非常大。经常吃肉的人，其血液中一旦饱和脂肪含量过高，无法按正常功能运行，将造成致命的危险，唯一的解决办法便是"清扫"。

运动能把全身各处所积聚下来的垃圾废物清理下来运走，通过各种渠道排出体外。打扫血液卫生最简单的方式就是运动。

某单位工会主席告诉我，医生说他的血脂高出正常人10倍，有什么解决办法没有？我给他说，每天下班后跑7 000米，他跑了半年之后，血脂由二十几下降到3，而正常的指标是2.1，接近3，这已经是奇迹了。到医院复查结果，医生问他吃的什么药，他说什么药也没吃，就是运动。医生不相信，不相信也得相信，这便是运动的力量。下面我告诉大家3种非常有效的"清扫"方案。

1. 天天方案

世界卫生组织倡导每天抽出一定的时间去运动，如快走、慢跑、爬山、做健身操等，或者参加某项球类活动，进行30分钟的有氧运动。目的是将当天身体中的热量尽可能消耗掉，以维持血液的平衡状态。

2. 隔三岔五方案

如果三五天没有运动了，那就得增加运动的时间和运动量，如快走、慢跑、爬山、做健身操等有氧运动。总时间不能少于2小时。

3. 定期方案

如果1~2周没有运动了，最好在专业人士指导下运动锻炼，应增加到一定的时间，如2~3个小时。

用好以上三个方案，你身上流的血将不再"肮脏"。

健康问答

1. 除了运动,还有哪些方法可以"打扫"血液中的垃圾?

方法有很多,最主要的是改变生活习惯。如有很多人爱熬夜、爱暴饮暴食、爱花天酒地、爱纵欲,却唯独不喜欢运动,这些都会影响血液自身的排污功能。生活习惯不好的人,血液自然会变得很脏,由此可见,规律性的生活方式对清除血液污染十分有效。

另外,在饮食方面,很多食物是血液的"清道夫",有"扫除"血液中垃圾的功能。一是常吃鲜果、饮鲜菜汁;二是常吃黑木耳,黑木耳不但能清洁血液和解毒,还有良好的抗癌作用。另外,如海带、绿豆、猪血、蘑菇、茶叶、蜂蜜、胡萝卜、大蒜等都有很好的清洁血液效果。

需要强调的是,大鱼大肉、烟酒、咖啡等刺激性食品还是少碰为妙。

2. 如何知道自己的血液是否受到污染?血液污染有哪些表现?

首先,最典型的表现是痛经。很多女性每次来"例假"感觉非常难受,甚至一些年轻女性来例假时,烦躁、失眠、脾气大、情绪低落、疼痛感非常强,这叫做经前期综合征。这时应意识到可能是血液受污染的表现。

其次的表现是累。有些人总觉得累,刚起床就哈欠连天,到了单位后也打不起精神,眼皮老是睁不开的样子。说不出来的累感觉日复一日,睡完觉疲劳依旧,这说明血液不健康了。有的人特爱睡觉,到哪儿都睡,在汽车上睡,在单位睡,这种走路都能打呼噜的人,如果去医院做检查,一定是血的各项指标不正常。判断血液超标不超标,最客观的是看血检报告,若有几项超过中间值,就该对血液受污染程度提高警惕了;若有的数值接近或超过最高值时,那已经是病态了。

判断是不是"厚血",可从以下表征来看:

看手:手掌上一些地方呈红色,包括一些纹线呈深褐色,甚至是紫黑色,这就是标准的厚血特征。如果是大鱼际红,表明脂肪肝、胆囊炎、胆囊结石、胆囊息肉，几乎是跑不了；如果是小鱼际红，应该认真地去做血液检查，特别是把糖尿病放在第一考虑位置。

看脸色：经常满脸通红者说明血液可能"厚"了，而且很可能血液超标不止一两项，此时要意识到健康已出现问题。面色黳黑也是不健康的标志。脸色黳黑表明人体肝负荷过大，肝负荷过大跟吃油炸食品和肉过多有关。

看眼睛：眼睛该黑的地方不黑、该白的地方不白，或是眼白里布满血丝，很可能是体内血管阻塞到了一定程度，此时一定要提高警觉了。

3. 之心老师，我52岁，女性，脑供血不足，心脏供血不足，走路腿没劲，走多了感觉特别累，头昏脑涨，有时睡觉头也晕，中午睡觉起来特别难受，不睡又犯困，吃了很多药也不起作用。一年以前我可不是这样，现在我很苦恼，请问怎样锻炼才能恢复？

大步走对你来说最合适不过了。每天坚持走30~50分钟，开始时可以分成几段去锻炼，要一口气完成，走的时候一定要迈开步子，手臂摆起来。关于大步走的内容请参阅本书的相关章节。

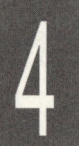 找机会出汗，流汗运动是改善体质的良方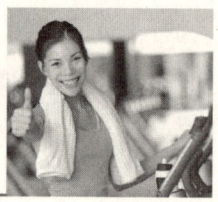

常年不运动、不出汗，体内的"垃圾"就会越来越多，出汗会排出很多化学污染的残留物。因此，我提倡一定要找机会出汗。

以前有位老先生眼睛总是红红的，看起来有些混浊，他自己也感觉麻烦极了，进口的药水、国产的药水几乎用遍了也不见效果，他说恨不得把眼睛抠出来泡在药水里第二天早上再装上。于是我对他说，三个办法包你好，他说别说三个，就是八个也照做。我说，办法一是回家做一封条；二是画一"×"字；三是动起两个家伙，两个星期后见效果。两个星期后，老先生的眼睛真的好了，这个办法到底是什么呢？首先要用封条封上油瓶，使用油的概率为零。然后画一"×"字在纸上，贴在墙上，"×"下面是个"肉"字，意思提醒自己别吃肉。动起两个家伙是什么？就是两条腿。这下明白了吧，远离油，少食肉，多运动。

改善体质的最有效方法是流汗运动。动汗为什么会有如此功效？你不妨做个试验，找个天热的中午，在酷热的太阳下穿一身棉质的厚衣服跑步，相信肯定会大汗淋漓，衣服会湿透。回家后被汗水渍湿的衣服千万别洗，将它捆在袋子里封好，挂在太阳下晒三天，之后打开闻闻。有人说这个主意够馊的，因为衣服肯定会变得馊味熏天。沾了汗水的衣服为什么会变馊？为什么拿一盆清水放在太阳下晒10天都没有变化？这说明常年不运动不出汗，不用动汗方式排出体内垃圾，相当于在创造生命中的"死海现象"。汗不仅能带出身体内会变馊、变臭的有机物质，而且还会排出很多化学污染的残留物。因此，我提倡"动汗为贵"，希望大家一定要找机会出汗。

动汗最简单的运动方式有3种：

一是步行。将走路作为每天坚持的一种运动方式，每天抽45分钟至1个小时实施，每天1次，坚持3个月，恼人的酸性病痛将会大幅度减小。

二是慢跑。慢跑有效的行进距离为6 000~7 000米，每周慢跑3~4次，每次持续30~60分钟。

三是做健身操。做健身操作为一种有氧运动更适合女性朋友，不但能改善体质，还有助于减肥、塑身，打造出完美的形体。

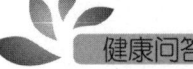
健康问答

1. 赵老师，我是干性皮肤，过去皮肤保养得一直很好。但最近几年脸上常起疙瘩，很干燥，搽抗过敏的化妆品也不见效。曾在西苑中医院做过变态反应实验，皮肤点刺实验报告单显示，我对20多种食物过敏。我已经吃素3年了，贫血、低血压、结肠炎和失眠都好了，但面部疙瘩未见好转，请赵老师帮我支支招。

你可以试试运动，包括大步走、慢跑等有氧运动，健骨操、哑铃练习等力量锻炼，瑜伽等柔韧性锻炼，都要去做，每天运动1～1.5小时。饮食方面可以补充一些营养补剂。

2. 我的腿关节手术后，跑不动了，现在仅靠在水里短冲，或者借助手蹼、脚蹼发力短冲，心跳能到120次/分，感觉脸发热，算是排毒了吗？

由于水中的温度比较低，人体不需要通过排汗来散热。其实要想排汗也简单：穿上厚厚的衣服，进行大步走，尤其是大步慢走和抬腿走，排汗效果非常明显。

3. 赵老师，锻炼总不出汗是不是好事？怎样可以更好地减肥？

关于出汗，个体的差异很大，像你这种情况，建议先通过穿厚一些的衣服进行运动，适当地捂捂汗。关于减肥，并不是出汗多效果就会明显，有氧运动加全身力量锻炼是最好的方法。减肥是一个长期的过程，只有坚持才能有效，不可能一蹴而就。

4. 之心老师，我今年31岁，上中学的时候脸上就长了不少雀斑，一直到现在也下不去，现在还老长痘，尤其是前额和下巴长小痘痘。痘痘下去了，就留下印儿，而且气色也不好，脸色有点发黄，这是怎么回事，我该怎么做才能消除？

如果身体没有疾病的话，建议你去跑步，跑步出汗，同时进行全面的肌肉锻炼。

5 赶走麻烦制造者，给心脏请个"保镖"

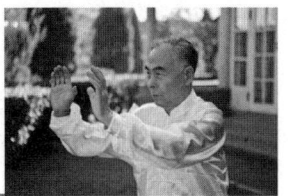

适合心脏的锻炼是"五个一"，即用一个速度去走步，用一个速度去爬山，用一个速度去游泳，用一个速度去骑车，用一个速度去跑步。这类运动对心脏锻炼的价值非常高。值得注意的是，打羽毛球、乒乓球等一动一停的运动并不适合心脏锻炼。

人体是一个复杂而精密的"仪器"，心脏就是这个"仪器"的启动泵。心脏通过泵的作用将血液输送到机体的各个部位，维持其正常运转。如果一个人的心脏、血管等循环功能强，其生命力就旺盛；反之，则会导致机体出现疾病或其他异常情况。

经常运动是增强心脏健康重要而且有效的手段。有一个有趣的事实：把常在野外奔跑的野兔和关在笼子里的家兔进行比较，发现野兔心脏重量和体重的比例是家兔的3倍，这说明奔跑运动增强了野兔的心脏，人类更是如此。心脏发病的重要原因之一是缺乏运动，在同一环境里生活的人，经常坐着不动的，患冠心病的概率比经常活动者高出2倍。体育锻炼对改善心脏功能的作用是非常明显的。研究证实，经过运动，心脏重量可从一般人0.3千克左右增加至1千克左右；心脏的容血量可从一般人的765~785毫升增加至1 000毫升左右。

曾经有过一句广告词："30岁的人60岁的心脏，60岁的人30岁的心脏。"虽然这种说法有一定的夸张，但也不无道理，其主要差别是运动与保养。显而易见，保护心脏健康非常重要，但在现实生活中，心脏病患者很多。谈到心绞痛、心律不齐、房颤这类心脏问题，许多人似乎都能"对号入座"。生气时心脏难受，高兴时心脏也难受；运动快了心脏吃不消，不运动心脏也受不了。严重的是，近几年，因心脏疾病突然发作而猝死的事件屡见报端，各行业的人群中猝死率在上升。这些猝死的人，有公司老总，有中年人,还有青年人;有等公共汽车时死的,有上厕所死的,甚至有喝凉水死的。猝死现象给我们敲了警钟:全社会都必须关注心脏健康!

如何保证心脏健康,我开出的处方是:有氧运动。

有氧运动可以使心脏更有效地工作,从而增加冠状动脉血流量,改善整个身体的供血情况。同时,有氧运动还可以使血氧饱和度增加,使血液黏滞度、血脂、血胆固醇降低,使血管弹性增强、管腔扩大。因此,体力劳动者和长期锻炼的人,动脉硬化、高血压、冠心病等心血管疾病发病率低,其发病年龄比不活动者可推迟10~15年。可以说,有氧运动是抵抗心脏衰老的有力武器。

什么样的有氧运动对心脏有好处呢?适合心脏的锻炼是"五个一"。即:

用一个速度去走步!

用一个速度去爬山!

用一个速度去游泳!

用一个速度去骑车!

用一个速度去跑步!

这类运动对心脏锻炼的价值非常高。对于心脏锻炼而言,要注意运动时间的选择,只有在对的时间做对的运动,才有可能达到满意的健身效果。那么,什么时间锻炼心脏最有效呢?最有效的时间是每天下午3时至晚9时,而绝不是早晨。"三高"的人早晨锻炼易造成运动猝死。另外,打羽毛球、乒乓球等一动一停的运动不适合心脏病患者。

下面我再教大家做心脏保健徒手操,这套体操对心脏保健同样效果显著。

第一节:膝关节运动

直立,两腿分开,两臂水平伸直,两膝分别向左、右屈伸(图1)。

第二节:上肢运动

立正,两脚并拢,两臂向头顶合拢。

第三节:腰部运动

立正,两脚分开,两臂抱胸,然后左、右转动腰部(图2)。

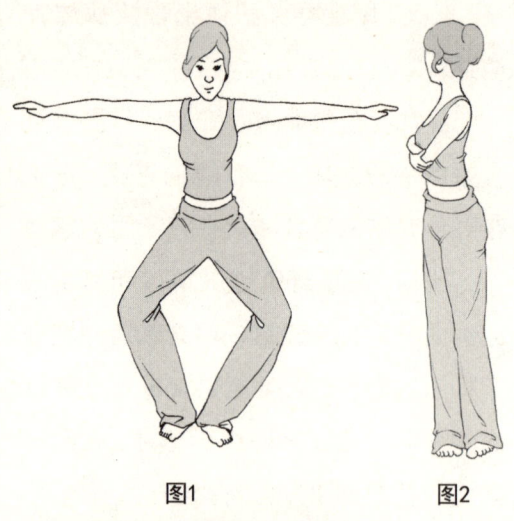

图1　　　　图2

第四节:背部运动

立正,两臂向前平伸,尽量用手去

摸脚背。注意：膝关节不要弯曲，不要用力太猛。

第五节：腿部运动

坐姿，双手向后扶地，双腿尽量向上慢慢抬起。注意：膝关节不要弯曲。

心脏锻炼每个人都应该做，我们不能成为30岁的人60岁的心脏，应该是60岁的人30岁的心脏才对。不要等到心脏出现问题才去锻炼，那为时已晚矣。

健康问答

1. 赵老师，我从小就不太爱好运动，心跳得很慢，躺下时心跳每分钟只有54～56次。我妈中年时心跳也是这样，可她中年时天天锻炼，天天围着校园漫步走近1个小时，现在老了，心脏出现问题了，心脏跳一段时间会停下来一下，医生说是期前收缩。我现在50岁，我也怕老了像我妈那样。我现在也隔三岔五地大步走或慢跑一小段，可是有些喘不过气来，也怕一下子昏厥过去。赵老师，像我这样做哪些运动好呢？

运动不能"隔三岔五"，必须有计划地进行，每周要定期进行4～6次有氧运动，如慢跑、大步走、游泳、骑车等，每次运动30～50分钟，而且运动强度不能太大。在运动过程中微微气喘，但还能较轻松地进行语言交流即可。在运动过程中一定要控制好强度，不能太大。每周还可以进行3～4次的小重量或徒手力量锻炼，如健骨操锻炼等，每次时间为15～20分钟。

2. 我妈妈是冠心病患者，但是她非常热爱体育运动，无论刮风下雨从不间断，我们非常担心她会不会运动时出什么事。请问，像我妈妈这样能参加体育锻炼吗？有什么讲究没有？

心脏病患者参加体育锻炼，不仅要根据心脏病的种类、心脏代偿状态、病变发展速度、有无并发症等多种因素，而且要遵照个别对待的原则，对具体的患者做具体的分析。

心肌炎患者在急性期应停止体育活动，积极治疗。急性期的症状消除2～3个月后再做一些恢复性的活动；慢性期虽然可以参加体育活动，但只宜从事一些小运动量的体育活动。

急性心脏扩大的心脏病患者,要通过治疗使心脏恢复到正常大小,活动时无气喘,听诊和心电图都正常,经医生检查认为病情已痊愈,在此之后2个月再开始恢复体育活动。

冠心病患者如果完全终止运动,会使心脏功能低下;而运动过度不仅会加重心脏负担,还潜伏着危险。因此,适宜的运动对冠心病患者是康复医疗的一种手段。

此外,心脏病患者不宜参加体育比赛。

3. 赵老师,我32岁,没生过什么大病,但最近跑步时心脏跳得很厉害,这是不是心脏功能衰退的表现?

你最好去进行一次全身体检。至于是不是心脏功能衰退,如果有以下症状,是极有可能的:①冲动,神经质。②一快步便气喘吁吁,心跳加速,要很长时间才能恢复。③身体酸痛,身体懒散而容易疲劳。④常上厕所,小便不畅,早晨常常因胸口憋气、呼吸困难而惊醒。⑤脚背浮肿,双腿酸硬后很难恢复;突然起立或跑步,会感到眩晕、恶心而呼吸紧张等。

一旦出现这些症状要格外警惕,当然,即便没有什么不适,也要定期体检,以了解身体变化状况。

4. 赵老师,我近几年一生气、着急或紧张时左臂就感到不舒服,发麻、无力。我今年54岁了(女),两年前在阜外医院做运动实验检查,在检查过程中感到心脏很难受,急忙叫停。当时的心率达到136下(结果是阳性),第二天早晨醒来心里十分难受,感觉心脏在哆嗦,不能起床,静躺了几十分钟才稳定下来。这种感觉以前在特别劳累时才有,但做完这个实验后两年来一直是这样。以前我的心率每分钟70多下,现在每分钟不到60下,可难受了。吃了很多中药也没起作用,现在到医院看病,我什么检查也不敢做了,平时也不敢劳累和运动。赵老师您说我该怎么办?

你需要出去运动,从走步开始,根据自己的情况,慢慢地增加走步的强度。绝对"养"并不好,只有动起来才是上策。

6 "肺腑"之言:健身勿忘"争口气"

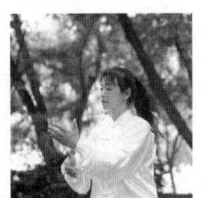

你最近有没有发现,无论上楼梯、追公交、爬山,都较往日力不从心、气喘吁吁?这便是肺功能下降的表现。

俗话说,人活一口气。一句话道出了呼吸系统健康的重要性。因此,增强体质绝对少不了对肺的保养。

当今,肺功能下降不仅仅是老年人的"专利",中年人、青年人,甚至是乳臭未干的中小学生,都存在肺功能明显下降的现象。教育部2005年做了全国学生体质和健康调查,与2000年比较发现,学生的身高、营养状况等都在上升,但是肺活量却在下降,有的孩子肺活量甚至下降了300毫升,下降幅度达10%。由此可见,健肺已经到了刻不容缓的地步。

要想促进肺功能,最根本的是全面增强体质,坚持锻炼。如何锻炼,方法很多。在这里我推荐几种最方便、实用的锻炼方法。

第一种是步行。步行是最简便、安全的运动,体质较弱者可以从慢速散步开始,每日步行500~1 500米。开始时用自己习惯的速度走,然后用稍快的速度,适应后再逐渐增加锻炼时间和距离。每天锻炼半小时左右,也可采用隔天锻炼一次,每次锻炼1小时以上。

另外,上下楼梯、慢跑、打太极拳等运动也对肺功能有益。居住在城市而又无活动场所的人可通过上下楼梯进行锻炼,开始时可只上一层楼,然后根据体力和呼吸功能情况逐渐增加强度,间歇进行，每日1~3次。

另外，慢跑能使全身得到运动，可防止肺组织的弹性衰退。慢跑速度自己掌握，强度以边跑边能与人说话、不喘粗气为宜，要求跑后心率数不超过170减去自己年龄数，体质弱者可减量。呼吸功能锻炼应尽可能在户外进行，要持之以恒、有规律，这样才能增进肺功能。

对于中老年朋友而言，还有一点要注意，那就是站直了。

很多中老年朋友有驼背现象。俗话说，人过60岁，弓腰又驼背。不管何种原因出现的弯腰驼背对健康都有害。有关专家提出，老年人如果像年轻人一样，尽量并经常昂首挺胸，不仅有助于延缓腰颈椎发生病变，而且还能增强老年人的肺活量，对健康大为有利。经常有意识地昂首挺胸、直起腰，肺活量可增加10%～30%，血液的含氧量也随之增多，从而有利于促进新陈代谢。昂首挺胸还有助于减少脊柱病变、延缓衰老进程，使人显得精神焕发、朝气蓬勃。

养肺，除了主动锻炼，还应避免不良刺激，如烟草、空气污染、油烟、异味等，这些东西对肺的危害是非常大的。空气中众多的微粒尘埃会在肺泡沉积，积少成多，最终成为尘肺；如果不慎吸入毒气，会使肺泡血管通透性增高而导致肺水肿；各种细菌、病毒入侵，会引起各类肺炎、支气管炎等疾病。尤其是嗜烟成性的人，双肺常处于乌烟瘴气之中，呼吸道黏膜上皮细胞纤毛的运动因此受到损害，纤毛的防御功能降低，容易导致肺炎、肺气肿、老慢支、支气管哮喘、肺癌等，直至呼吸功能衰竭，还可累及心脏等诸多器官。

在《我爱我家》中扮演"老爷子"的文兴宇老先生，就是因患肺癌而离开人世的。与其说文兴宇老先生是因为肺癌而离开人世的，不如说他是被烟瘾夺去性命的，因为在回忆文老爷子的过程中，大都提到了他的烟瘾。所以在空气污浊的城市里待久了，去郊外踏青、呼吸新鲜空气，也是一种养肺的办法。

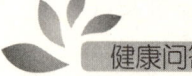
健康问答

1. 赵老师，我公公今年65岁，有慢阻肺病。他自己也在加强锻炼，比如快走，以期提高体质，但是，走稍快一点儿就气喘得厉害，不得已又得减慢速度。针对他这种情况，不知道有什么好的健身方法。

建议在身体条件允许的情况下,进行呼吸走和扩胸走练习,在健步走的过程中进行扩胸运动。呼吸走法,本书中有介绍。扩胸走是扩胸运动与呼吸配合协调,行走时上肢曲臂做扩胸动作,同时做拉大胸廓式的吸气。动作不要太快,缓扩缓吸。然后双臂快速做夹胸动作,同时快呼。一组为20~30次扩胸动作,共做3组,每组间隔1~2分钟。也可视身体情况一组30~50次。但一定要做好准备活动,特别要注意上肢伸展。注意:做扩胸运动时不要用力过猛,防止拉伤肌肉。

2. 肺活量小有什么不好?

肺活量小的人总是心慌、气短,甚至呼吸也不畅,用现代流行的话来讲,那就是亚健康,是被疾病攻击的目标人群,因为肺活量在一定意义上反映了呼吸机能的潜在能力。一般来说,健康状况愈好的人肺活量愈大。

3. 如果不去医院检查的话,如何知道自己的肺活量大小?

评判自己的肺活量并不一定需要去医院检查,只要自己在家中略做准备,就能完成这个小测试。准备一盆清水,深吸气,然后将鼻孔浸没在水中,屏住呼吸,如果能在水中坚持30秒以上,则证明肺部功能正常,不存在呼吸过浅的问题,整个胸腔也相对健康;如果能坚持1分钟以上,则证明肺功能非常好,即使在封闭的地铁中,也不会出现心慌气短;若坚持不到30秒,则要在平时的生活中加强锻炼,多做有氧运动,提高肺活量。

7 肌肉的运动宣言：存钱不如存肌肉

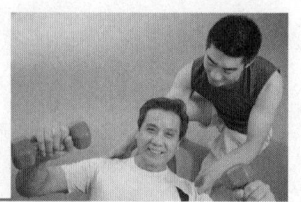

如果你已满50岁，就要注意锻炼健身，重视储存肌肉，否则多种疾病将缠上你，使你的晚年多灾多难。用什么方法"储存肌肉"？最好的方法就是体育锻炼。

在飞速发展的现代社会，人的体能锻炼已被现代手段所代替，如挖土机代替了人体上肢的运动；以车代步，减少了人体下肢的活动，类似的例子在现代化的社会中不胜枚举。总之，随着生产技术的进步，职业上需要的体力活动越来越少，这必将使人类面临肌肉退化的危险，其中又以中老年人为最。

日本东京大学研究生院教授福永哲夫和他的助手，对不同年龄组的3 000人进行了肌肉变化情况的调查，发现年龄的增加对人体肌肉的影响特别明显。调查表明，在20～40岁之间，肌肉的变化不大，但一到50岁，肌肉量就开始快速走下坡路，男性大约减少1/3，女性大约减少一半，肌肉力量也开始衰退。

肌肉减少会对身体带来许多害处。首先，令基础代谢降低，热量消耗随之减少，形成脂肪堆积，不仅导致肥胖，还会衍生出其他病症。其次，肌肉是心脏的可靠助手，肌肉衰弱必然成为诱发心血管病的"帮凶"，这也是人到中老年易患冠心病的原因之一。第三，四肢肌、躯干肌力量下降，骨骼负荷增大易发生骨折，产生关节疼痛。另外，高质量的肌肉是保证男性荷尔蒙的首要基础，肌肉减少的同时，男性雌激素分泌增多，表现出打呼噜、胡子变少、声音变细、小心眼、性能力下降等。所以，一个40岁左右的男人大腹便便，如果跟人侃侃而谈自己有多"强"，那肯定是吹牛。

为了晚年的幸福，"储存肌肉"很有必要，而"储存肌肉"的最佳方法就是体育运动。

为什么体育运动能够保证肌肉健康呢？这是由于肌肉的"坏脾气"所决定

的。

原来，肌肉在运动时要消耗大量的营养物质，运动后经过适当休息，肌肉内的营养物质又很快得到补充，而且补充的数量要比消耗掉的数量多，这种现象在生理学上叫做"超量恢复"。所以，常运动的人肌肉总比一般人发达，而长期停止运动的人，由于肌肉里的毛细血管开放较少，血流量相应减少，肌肉得不到充足的营养物质，就会发生萎缩现象，这就是"用进废退"的结果。

了解了肌肉的这个"怪脾气"，我们就不应该再怀疑运动的健肌功效了。

下面谈谈如何通过运动来"储存肌肉"的问题。

1. 中青年人的训练项目

● 背阔肌练习器

【运动要点】目视前方，爆发下拉，缓慢回举。

【训练模式】大重量发展背阔肌力量，小重量发展背阔肌耐力。

【主要功效】发展背阔肌力量。

● 坐式推胸练习器

【动作要点】目视前方，爆发推臂，缓慢回屈。

【训练模式】大重量发展胸肌力量，小重量发展胸前肌耐力。

【主要功效】发展胸大肌和三角肌的前束力量。

【注意事项】手、肘、肩抬平。

● 快速纵向分并腿

【动作要点】目视前方，双腿由合并向前后进退，快速合并（图3、图4）。

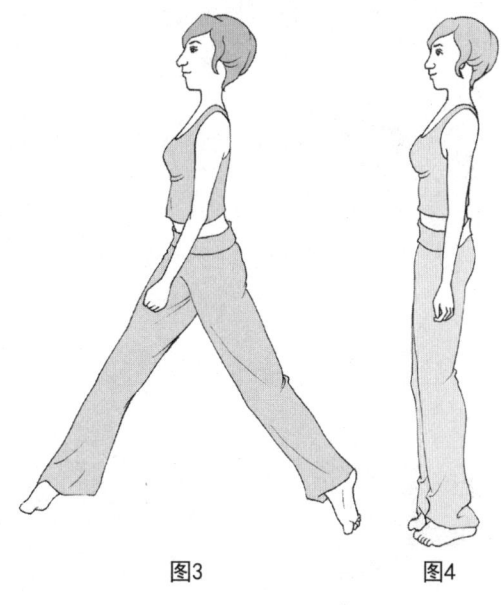

图3　　　　　图4

【训练模式】快速分并，发展爆发力量，长时间发展耐力。

【主要功效】发展大腿内收肌和臀大肌外肌力量。

2. 老年人的训练项目

上了年纪，不能完全像年轻人那样锻炼，最好将有氧运动与力量练习结合起来。建议练习对心脏有良性刺激的有氧运动，如速度适中的快走、慢跑、骑车、游泳等,这些项目可以加快呼吸、心跳,满足肌肉对氧气的需求,增加关节肌肉的灵活性、柔韧性与平衡性,其中又以游泳为最佳,每周游泳2次即可维持肌肉现状。增加肌肉力量的练习,包括举重、投掷、仰卧起坐、俯卧撑、引体向上等。这些项目可减少脂肪量,增加肌肉量,使肌肉发达柔韧,防止肌肉耐力衰退。一般可这样安排:每周做力量练习3次,每次30分钟,其余时间做有氧运动。在锻炼方法上,要采用循环练习法,小量多次。运动最佳时间选择下午3点至晚上9点,以半小时到1小时为宜。

健康问答

1. 赵老师,我看了《快乐健身一箩筐》讲"原地跳跃来健身"节目,非常感兴趣。但是我担心,这种跳跃会不会造成女性胸部下垂呢?

这种担心是没有必要的,通过锻炼能有效提高肌肉的质量,反而会缓解这种情况。另外,有意识地进行胸部和全身力量锻炼,能更好地解决这个问题。

2. 我每天坚持锻炼,怎么不长肌肉呢?

首先要了解一下自己的锻炼方式是不是合理,另外需要提醒的是,营养有没有跟上,没有营养来为锻炼铺路,再怎么锻炼也长不出肌肉来。在锻炼过程中,以下五类食品有助于塑造肌肉。

①葡萄:每天吃一串葡萄可以提供足够的铬。

②花椰菜:每星期至少吃2~3次花椰菜。当身上常出现青肿或瘀血时,不是运动不当造成的,而是体内缺乏维生素K的一个信号。维生素K有"止血功臣"之称,缺乏维生素K会延迟血液凝固。

③鸡蛋:每天吃一个鸡蛋。运动中,肌肉损耗了大量的镁,镁可以从鸡蛋中获得。

④瘦肉:多吃瘦肉。锻炼之后,易引起体内支链氨基酸不足而引发疲劳。这时候,多吃瘦肉可以改变这种状况。

⑤水：随时准备饮水，普通人每天至少需要4升水，相当于8个玻璃杯的容量。如果运动量大，需要量则增加1倍。

3.肌营养不良的小孩，在家如何进行肌肉、肢体锻炼？

可采用力所能及的锻炼，但不要过度。有效的锻炼方式分为主动锻炼和被动锻炼两种。

①主动锻炼：上肢练习抬举、俯卧撑、扩胸等；腰部练习仰卧起坐；下肢练习起蹲、上楼、跳跃、侧压腿等。

②被动锻炼：注意防止挛缩，对膝关节、踝关节热敷后适当牵引；假肥大部位的按摩以揉法为主；防止脊柱畸形，保持良好的坐姿，劳累后宜平卧休息。

8 健身健到"骨子里"，保持骨骼年轻化

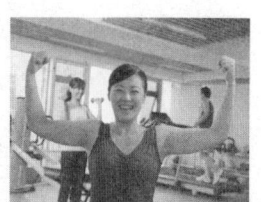

老人们常把自己的一副身躯称为"一把老骨头"，其实，从老年人易发生骨质疏松症引起骨折看，老年人的骨头跟儿童是类似的，所以"老骨头"并不老，甚至是相当脆"嫩"。我们常听到张大伯、李大爷摔了一跤，跌断了胳膊什么的，就是因为"骨质疏松"闹的。不爱运动的人，到老年往往身体逐渐变矮，弯腰驼背，失去了当年的潇洒挺拔或亭亭玉立。

说到骨骼与体质的关系，不妨先来看下面这两幅画面：

画面1：一位老太太沿着人行道慢慢地走着，不时停下来给走得更快、更灵活的年轻人让路。老太太最显著的特征是满头银发，弯腰驼背。

画面2：一位更年迈的老太太沿着人行道快速地走着，偶尔躲开慢腾腾走着的同辈人，超越了许多青年人，而她最显著的特征是脊背挺直，健步如飞，神采奕奕。

如果让我们选择的话，肯定都希望自己年老时能像第二幅画中的老太太。可令人遗憾的是，大多数人上了年纪后，其形象是弯腰驼背，走起路来更像乌龟，而不像羚羊。下面这两组数据足以证明这个事实。

数据1：我国现有9 400多万人处于骨骼亚健康状态，其中女性约5 900万人，男性约3 500万人，换言之，将近1亿人口是骨质疏松的潜在患者。

数据2：我国居民的平均身高有逐年降低之势。以45岁以上年龄组为例，1997年，男性56~60岁，身高平均比年轻时下降了3.89厘米，女性平均下降了2.9厘米。而到了2001年，男性平均下降了4.9厘米，女性平均下降了5.2厘米。短短4年竟形成如此之大的落差，让人触目惊心。

这是为什么呢？根源就是现代生活方式的改变，导致人们运动的机会越来越少。

某医院为某银行的"钻石卡"用户体检，34%的人出现明显的骨密度下降，骨骼老化程度比一般人群"老"了近10岁。接受此次体检的以40~50岁的企业家及高级经理人为主，他们比一般人群会更早出现骨质疏松问题。

医生分析，这可能与这类人群比一般人应酬多、喝酒多有关，因为酒精会加速钙的流失。此外，他们工作时间长，工作压力大，常常需要借助喝咖啡提神，而咖啡是造成钙流失的重要诱因之一。更重要的是，这些"金领"普遍以车代步，很少有走路的机会，从而加速了骨骼老化和骨质疏松症的形成。

由此可见，运动是主动向骨骼"投资"与"充电"的积极行为，是必不可少的健骨措施。要想延缓衰老，必须从"骨子里"着手，设法阻止骨质流失，保持骨骼年轻化。

在这里，给大家推荐几种健骨运动。

第一种是跳绳。有机构研究表明，在强健骨骼方面，跳绳是出类拔萃的运动项目。跳绳能明显增强脊柱和小腿骨的骨骼强度，能有效地避免随着年龄增长而引起的骨折。经常跳绳能使骨骼保持健康和强壮，生活质量因此有了"坚固"的保障，非常适合年轻女性健身。

此外，散步、跳舞、爬楼梯、慢跑、韵律健骨操等都是强健骨骼的好方法。

慢跑以及步行30分钟有利于骨骼健康，在此基础上如能进行适当的负重锻炼，其效果将更为突出，但负重强度以不过度增加身体疲劳感为准。规律运动有助于壮骨，对保持骨骼健康也很重要，尤其是负重运动，可以增加骨峰值，减少和延缓骨量丢失。

还要传授几招我精心研习的"赵氏健骨操"。从1999年初创编这套健骨操至今，通过练习健骨操而缓解或康复者不计其数，甚至还有从架着双拐到"举步如飞"的患者。多年的实践证明，这套健骨操的骨骼保健作用非常明显（这部分内容集中在第三章）。

健康问答

1. 喝骨头汤能补钙吗？能不能预防骨质疏松？

喝骨头汤可以补钙，但补钙量微乎其微，对预防骨质疏松的作用不大，因为骨头中的磷酸钙不容易溶解于水。有人做过实验，煮了4个小时的一大碗猪骨头汤，真正能溶于水的钙元素只有9毫克，这点钙对缺钙的人而言是"杯水车薪"，不起什么作用。而且骨头汤喝多了，没有补到多少钙，却喝进去不少脂肪，容易使人血脂增高、动脉硬化。所以靠喝骨头汤补钙并不科学。人体钙的摄入主要来自牛奶、大豆、虾皮等富含钙的食物，另外是坚持运动，能促进钙质吸收。

2. 骨质疏松者可否选用钙制剂补钙？

利用钙制剂补钙需要在医生指导下进行。对于普通人而言，运动与饮食是补钙的最佳手段。现在铺天盖地的广告给人们一种印象：似乎只要补足了钙，就会增加骨密度，腰也不酸了，背也不痛了，腿也不抽筋了。然而，美国宾夕法尼亚医学院的汤姆·劳埃德博士和同事们的一项最新研究表明，保持骨质质量的最佳方法是运动，其次才是补钙，而且最好是饮食补钙。

**3. 之心老师，经常看您主持的健康节目，并照着您介绍的方法锻炼。现有一事相求：我在六七个月之前右臂被诊断为网球肘，打了封闭（好了不到1个月），贴敷了膏药，现在仍不见好，且越来越痛，影响了工作与生活。我不想做手术,有什么可以缓解、治愈和预防的锻炼方法吗?现在左臂也有些隐隐作痛,我担心也发展成网球肘。

你可以进行慢跑等有氧运动,同时配合肘部和前臂、上臂的针对性锻炼,包括拉伸、力量锻炼。

4. 赵老师,股骨头坏死患者在锻炼过程中会不会对死去的股骨头造成压力,从而引起塌陷呢?一旦塌陷是否会影响行走呢?

人的骨头能承受的负重是非常厉害的:举重运动员可以举起3倍于自身体重以上的重量,人从高处跳下或快跑时要承受的负荷是自身体重的5倍以上。当一个股骨头坏死的患者能跑起来的时候,他的骨头绝对能承受他的体重和运动的负荷。

另外,患者在锻炼的过程中不是一开始就快跑,而是一个循序渐进的过程。在这个过程中,骨小梁会重新"分配",以适应运动的需要。所以,你所说的问题完全能够避免,不用担心。

9 人老腿先老,"欺负"老腿获年轻

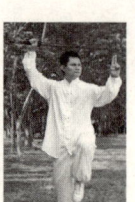

希望大家从今天开始做一件事情:"欺负"自己两条腿,能爬楼坚决不坐电梯,能走路坚决不骑车,能骑车坚决不开车。不用心疼你的腿,唯有如此,你的腿会越用越年轻。

俗话说,人老先老腿,腿衰全身衰。这是因为人的下半身负重大于上半身所致。因此,许多老年人都因为腿力下降而产生不敢活动的心理压力,生怕一不小心摔着、碰着。这往往形成越不动越不敢动、越不敢动越不动的恶性循环,导致肌肉萎缩、肌腱和韧带弹性下降、关节僵硬。由于双腿运动过少，使人体内各脏器缺乏应力刺激，导致人体器官退化、激素水平下降、结缔组织松弛，这就是中老年人为什么易出现胃下垂、子宫脱落、老年疝气及性机能下降的原因。生物学上有一条"用则进、废则退"的定律，人体各个组织器官的发展变化也是如此。

希望大家从现在开始做一件事情："欺负"自己的两条腿。能爬楼坚决不坐电梯，能走路坚决不骑车，能骑车坚决不开车。腿的重要性是不言而喻的，50%的肌肉在两条腿上，12条经络（50%）在两条腿上，坚持走，肝、胆、脾、胃、肾的问题会消失，脂肪肝就会好。功能性大步走，每天走500步到1 000步。每走一步，一条腿弯曲，一条腿向后伸直，促使更多的腿部肌肉健康。

我见过一位90多岁的老人，每天坚持行走，一天要走好几个小时，能吃能睡，身体很健康。由于意外造成下肢骨折，不得不卧床休养。不能步行了，全身得不到锻炼了，其健康状况每况愈下。

什么样的锻炼方式对腿脚锻炼有效呢？我推荐一种非常有效的运动方式，那就是"有氧大步走"。有氧健康大步走是改善腿力、提高腿力、坚实筋骨、调养脏器的一个投资小、见效快的锻炼方法。尤其是大步慢走，因其动作特性对腿部肌肉及血管都有一定的作用，可增强肌耐力并增强血管弹性，可以说是一节不错的心脑血管操。

但要注意的是，大步走增强腿力是一个循序渐进的过程。在准备走之前，要充分活动开，使关节液分泌充足，关节、韧带及肌肉进入运动状态，以免造成损伤。一般夏天做5分钟左右的准备活动，而冬天要做10分钟左右。进入到走的过程要注意，根据体力、心率等，从慢走开始，逐渐加快速度，再放慢速度，再加快，再放慢，使心率控制在有效的心率范围内。这样坚持走半小时就会觉得体力有了很大消耗，尤其腿部肌肉开始疲劳，甚至有些痉挛，使人感到双腿不听使唤，所以在结束练习之前要做适当的调整，做几次深呼吸，双手按摩一下腿部肌肉。放松运动是非常必要的，这是让心脏恢复正常工作所必需的，也可以让身上的汗渐退，缓解紧张的关节肌肉、韧带，适当拉伸、放松，使其恢复到平常状态。

以下是一些简单易学的腿部肌肉训练方法，这些方法可以让双腿灵活有力且远离关节疾病。

第一是迈大步。左臂前摆与肩平齐，右腿尽力向前迈出，双脚站稳后，身体下蹲，形成"前弓箭步"，前面的大腿尽量与地面保持平行，后面的腿用力蹬直，稍作停顿后，双腿同时用力，使身体站直，然后交换双腿，再向前迈一步；后腿向前迈时由脚踝发力，尽可能向前方蹬伸；上身保持与地面垂直，不能向前倾，也不要向后倒；两脚左、右分开约一个脚的宽度（图5）。每一步动作不要太快，保持动作幅度和质量。100米的距离，男士最好用80~100步走完，女士最好用100~120步走完，每天坚持行走200~500步。

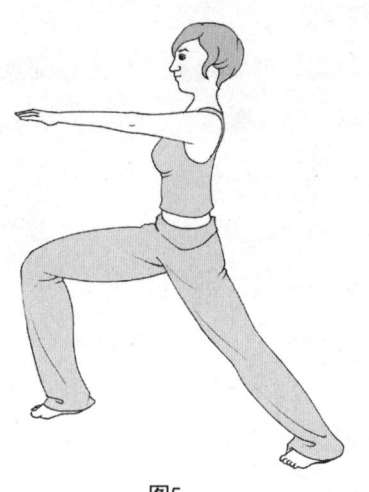

图5

第二是小半蹲。动物学家发现，四肢行走的动物，由于心脏和大脑、肢体几乎在同一平面上，没有罹患高血压的。身材矮小者，大脑与地面距离小，长寿者居多。可见下蹲的保健作用是显而易见的。

身体挺直站立，双脚分开15~20厘米，脚尖朝前，双手自然下垂或叉腰，腰部收紧，屈膝半蹲，身体下沉10~15厘米，保持静止，每次蹲10分钟左右，每晚做一次。这项练习可有效提高双膝的功能，预防膝关节疼痛、髌韧带劳损等，对老年人常见的退行性膝关节疾病也有治疗、康复作用。

第三是提踵练习。身体挺直站立，双脚稍微分开，脚尖朝前，双手扶椅背以支撑身体。脚尖点地，抬起足跟，保持静止或慢慢放下，坚持10分钟，也可抬起放下，重复100次。注意：足跟要尽量抬起，保持身体挺直；双手的作用只是维持平衡，不要用力。每天早、晚各做一次，可有效锻炼双脚踝肌肉，对脚趾痛、糖尿病足等也有很好的辅助治疗效果。

除了这些腿脚部训练，平时走路也要保持正确的姿势，挺胸抬头，四肢配合，协调用力。每一步都尽可能调动更多的肌肉、骨骼参与进来，这样会使双腿变得更协调、更稳健。

健康问答

1. 赵老师，我妈是"O"形腿，60岁了，总是膝关节疼，做些什么运动能缓解疼痛？

你让她选择健骨操中的小半蹲锻炼：双脚平行分开约10厘米，然后膝盖弯曲，让身体下降10~15厘米，保持不动，坚持10分钟左右，每天一次。锻炼时一定要臀部向后蹶。

大步走、慢跑等锻炼会促进你母亲的康复。每天做30分钟就可以。

2. 赵老师，为什么我的小腿上有很多出血点？在跑步机上跑步已有3个多月，有关系吗？

这可能和你的血小板含量等有关。建议你先去医院检查，以判断这种现象的原因。

3. 小儿"O"形腿用担心吗？需不需要做一些特殊训练？

婴儿时期，两腿弯曲呈"O"形，是生理性的。到了1岁以后，两腿仍然呈"O"形的也不少，但是不要担心，过不了多久，腿就会变直。有的孩子到了两三岁，膝盖以下的部分还不会向外侧叉开，走路时呈"X"形。一般到了4~5岁两腿才能笔直走路，所以不必担心，孩子长大后腿不会弯曲。

4. 运动后小腿酸痛是过量表现吗？

不一定是过量的表现。运动后小腿酸痛有两种情况：一种是平时不大运动，运动后感到肌肉酸痛，属正常生理现象。只要用热水泡洗几分钟，两手轻捶或按摩痛处，两腿做些轻松的动作，使血液循环加速，经过休息，一两天酸痛就会消失。另一种情况是由于运动量过大造成的，特别是在缺乏系统训练的情况下，跑跳过多，就容易引起小腿疼痛。这时要注意调整一下运动量。

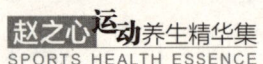

10 健从脚下起，巩固好你的"底盘"

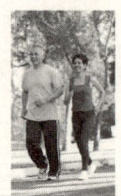

不使用脚的确会造成老化。近年来的报告显示，脚的老化又会加速大脑的老化。因此，要遏制体质衰退，保持脚部健康十分关键。

视为理所当然的走路动作，使我们忘记了脚的可贵。脚每天为了你忙碌地移动，也许你认为它支撑的只是体重而已。其实，整天移动的不单是体重，还增加了移动的重量，总计起来达到了几十吨甚至上百吨。

每天承受这些重量的脚，当然要注意它的健康。脚疼痛时，对身体其他部位也会造成影响，相信你也有这方面的经验。例如，一只脚疼痛时，跛着脚走路，淋巴结肿胀，连不痛的另一只脚也会变得疼痛。

所以说，人的老化从脚开始。当脚的动作迟钝时，身体的代谢也会迟钝。

据说参加过罗马、东京两届奥运会并获得金牌的马拉松选手阿贝贝，后来遭遇交通意外事故，下半身不遂，被迫放弃了选手的生活。以往经常跑跳的阿贝贝，必须坐在轮椅上生活，无法再使用脚了。对于经常使用脚展现行动的阿贝贝而言，一旦停止脚的动作，会变成何种情形呢？这是一个很悲惨的例子，拥有强壮身体的阿贝贝，30岁时便离开了这个世界。

也许这是个极端的例子。但是，事实上，不使用脚的确会造成身体老化。近年来的报告显示，脚的老化会加速大脑的老化，因此，要遏制体质衰退，保持脚部的健康十分关键。

如何锻炼脚部

①健足活血法：用脚前掌及大脚趾行走（图6），每步稍大，行走速度稍快。一次行走的时间不少于20分钟，或行走的距离不少于2 000米。

功效：脚部锻炼，促进全身血液循环等。

注意：刚开始行走时，练习量不要太大，要让脚前掌有一适应过程。其间再加上手臂前后有力的摆动，可增加全身的血液循环量。

②健足强腿法：从大步走开始，双脚用力蹬伸，步幅加大。走10分钟或200～500步。

功效：增强腿力是每个人必须做的事情。许多中老年朋友患有膝关节病，可以说是与腿力不够有关，这种练习既健足又健腿。

贴心提示：锻炼方法要适合自己的体质，练习至腿部发酸、全身发热最好。

③健足壮骨法：从踮脚尖开始，尽可能提起脚跟慢行（图7），每步稍大，行走速度稍快。一次行走的时间不低于20分钟，或距离不少于2 000米。

功效：可有效预防脚趾、脚弓、脚踝、小腿、大腿功能退行性病变。

④强身法：坚持长距离的健步走。

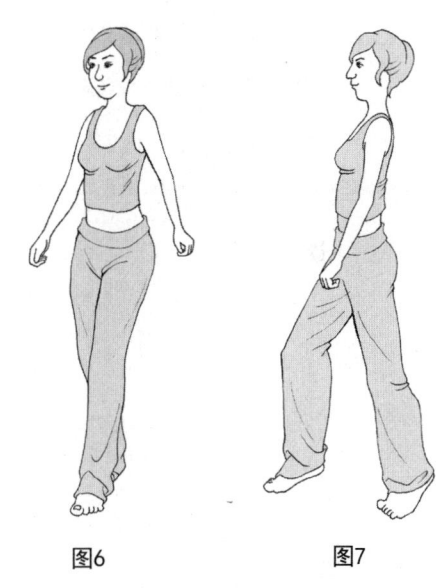

图6　　　　图7

健康问答

1. 赵老师，记得您讲过人到老年时，脚部容易发生变化。前些天我妈妈提起她的内脚侧关节越来越大，原来合脚的鞋现在都穿不上了。我记起您曾讲到过这个问题，可想不起来做什么运动可以缓解这个症状。

你让她试试"弹着走"，效果会非常明显。锻炼时走10分钟左右，平时可以有意识地多走走。

2. 赵老师，我因为穿的鞋底过硬，造成足跟腱发炎，走路时不痛，但下楼或踢腿时后脚跟就像针扎似的痛，好像是筋痛，请问有什么好办法吗？

你可以用针对脚踝和脚跟的锻炼，如"弹着走"、踝关节锻炼等，每

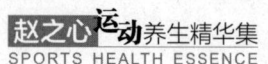

天锻炼15~20分钟。另外，再配合热敷、泡脚等辅助手段，每次15分钟左右就可以了。

3. 怎样预防脚凉？有什么运动可以改善其症状吗？

不妨试试以下方法：

①入睡前用热水洗脚，然后揉、拍打双脚，这样可以加大双脚的淋巴液流量和脚部毛细血管的开放量。

②睡前2小时进行20~50分钟的热身活动，如慢跑、快速走、一般性体操，使身体发热，这样双脚也会发热。

Part2 各就各位：疾病康复的运动处方

体育运动对保持和提高生命的活力、预防衰老和治疗疾病有显著效果。运动的效果，正如19世纪法国名医蒂索所说的："运动就其作用来说，可以代替药物，但所有的药物都不能代替运动的作用。"对于现代人来说更是如此。

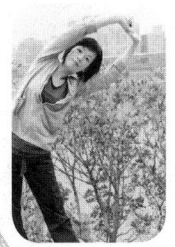

1 治疗头痛，从按摩开始

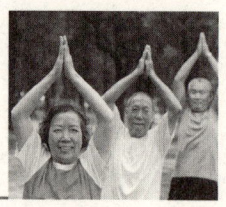

头痛令人苦恼，它像定时炸弹一般，一旦发作，就会极大地干扰人们的正常生活和工作。对于医治头痛，不少患者往往自己买非处方药"头痛医头"，这种做法是错误的。因为头痛的原因多种多样，感冒发热、五官有毛病、血压异常、贫血、便秘、煤气中毒、酒精中毒、神经疲劳等都会引起头痛。因此，对于头痛而言，按摩往往比吃药更有效。

头痛的人很多，除非到十分严重的地步，否则很少有人会认真求医。一方面是因为止痛药太普遍，花几元钱就能解决，可是，止痛药真的能吃吗？其实不然，服止痛药治头痛就如同饮鸩止渴，一般不可取。

两年前，曾经找我治疗头痛的陈先生，就是一个止痛药的受害者。

以前陈先生偶尔会感到头痛，起初没有在意，心想，谁没有个头痛脑热的呢？而且疼痛并不严重，有时不过是沉沉的、不太舒服而已。如果真的影响到工作，向同事要一两粒止痛药片吞下去，很快又生龙活虎了。

然而，就在不知不觉间，头痛发作越来越频繁，他也不好意思再服"伸手牌"止痛药了，于是自己到药房去买。买到后来，他成了药房老板和售货员的"熟客"了。不过，他逐渐发觉止痛药的效果愈来愈差，以前一次吃一粒就好，后来必须一次吞两粒，但是药效愈来愈短，逼得他短短几小时就吃一次，结果常常吞下超出说明书所标示的单日最高安全剂量。

只内服已经不能镇痛，他只好到诊所去注射止痛剂，后来连注射的效果都不理想了，他开始害怕了。

医师后来建议他改服镇静剂，服用镇静剂之后，效果出奇地好，他以为找到了头痛的解药，高兴得不得了。但是好景不长,他做梦也没想到,吃镇静剂也会上瘾,他找到我的时候,只要一天不服用镇静剂,就会痛到生不如死的程度。

陈先生问我有没有什么办法,我给他开的药方很简单,那就是按摩。大家不要小看按摩,按摩对于紧张性头痛、神经性头痛、偏头痛、高血压头痛、脑供血不足性头痛、颈椎病性头痛及感冒头痛有很好的疗效。

通过两年的按摩治疗,陈先生的病情一次比一次减轻,最终摆脱了多年来对止痛药和镇静剂的依赖。

如何按摩治疗头痛呢?下面介绍几种非常有效的按摩方法:

1. 揉太阳穴

将双手掌根贴于太阳穴,双目自然闭合(图8),轻缓平和地揉动30次。

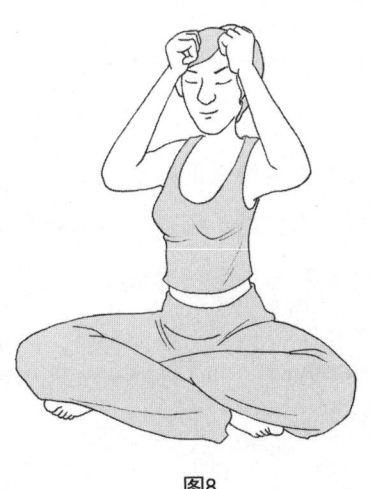

图8

2. 引鬓发

①双手十指分开如梳子般插入发际,由前向后梳遍全头,尤其要照顾到两鬓、额角、耳后等部位。

②两手推到头后时,两拇指按压两风池穴。一般每次梳2~3分钟,或梳49次,此时会感觉到头皮发热,神清气爽。

【注意事项】

梳头要朝着一个方向,一般是由前向后进行梳理。

梳头时速度和力量要适中,要梳遍全头,尽量使头部的每一个穴位都受到一定的按摩。

经常进行这样的按摩,不但能够治疗神经衰弱、头晕、偏头痛等,还有助于改善发质,延缓衰老。

3. 拿捏风池穴

拇指与食指、中指相对,捏住颈后肌肉近发际处(图9),手法采用一上一下、一

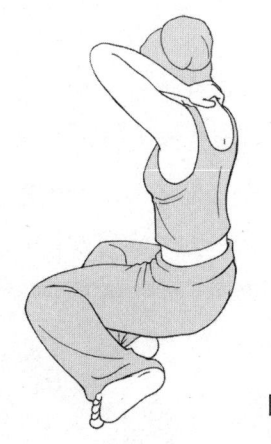

图9

紧一松按摩，以颈部感到酸胀为度。

按摩次数自定，左、右手交替进行。

4. 抹印堂

将两手拇指分别按在太阳穴上，以食指、中指、无名指指腹由印堂穴（两眉之间）沿眉毛两侧分抹，双目自然闭合。

每次做10~15遍，每日2次。手法要轻中有重。

5. 拿合谷穴

拿捏、点按两手合谷穴，以感到有明显的酸胀为度。每次各做10~15遍，每日2~3次。

健康问答

1. 我老伴进行体育锻炼时，经常出现头晕、头痛现象，这是什么原因？

原因很多，常见的有：

①平时疏于锻炼：一下子参加速度较快的跑、跳、打球、踢球等激烈运动，就会出现头晕、头痛、气喘、恶心、肌肉抽筋等症状。

②体内热能不足：当头晕、头痛等症状出现在运动一段时间后，或者在外界温度过高或过低，或锻炼接近结束时，尤其是在外界温度过高或过低的情况下出现，可能与体内的热量消耗较多、营养物质储备不足，或因血糖量明显下降有关。因此，在这种状态下不宜进行长时间锻炼。

③疾病原因：需要到医院进行相关的检查，马虎不得。

2. 头痛患者运动有哪些需要注意的问题？

头痛患者，甚至是所有疾病患者，进行体育锻炼时都要掌握两大基本原则：一是安全，二是有效，任何锻炼都不应该背离这两大原则。如果不安全，则会适得其反，不但对康复没有帮助，反而加剧疾病的发展，尤其是对高血压性头痛、颅内占位病变性头痛等器质性头痛。因此，安全是第一位的。头痛患者在确定体育锻炼方式之前，需要对自己的身体状况有一个较全面的了解，有必要先去医院做相关的检查，遵从医生的建议。

2 小半蹲，锻炼腰膝关节

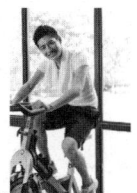

农耕时代，人们蹲在田里插秧，蹲在地上选种，蹲在树下休息、吃饭，果蔬新鲜，空气清爽。进入工业化时代，"坐"在一天中占据了大部分时间，人们坐着阅读、写作，坐着开会、学习，坐着看电视、打电脑，坐车上下班，就连最原始的体位——"蹲"着大小便也被坐便器取代了，甚至视"蹲"为不雅观、不高贵。当我们泰然而坐的时候，膝关节也随之悄然退化了。

膝关节的任务繁重，时时承受着巨大的压力，特别容易受伤害。比如我们每跑一步，它就得承担2倍的体重负荷，而每跳一下，更造成膝关节5倍的体重负荷。所以在人体所有的关节中，膝关节劳损和运动伤发生率都居首位。说得"恐怖"些，人的膝关节只有15年左右的"好时光"，其余的时间都会因不同的原因而出现不同类型的疼痛。

特别是男性60岁、女性50岁以后，其生理功能退化，关节腔内的润滑物质减少，软骨磨损变薄，失去弹性，造成骨头之间彼此摩擦发炎，引发疼痛。一些上了年纪的人，两腿呈大大的"O"字形，便是典型的退化性膝关节炎。对他们而言，走路是一件痛苦的事，更别说是上下楼梯了，膝盖骨直接挤压摩擦，每一步都痛得犹如刀割一般。

其实，膝关节有问题不仅仅是老年人，年轻人同样不鲜见，这是因为我们坐得多、蹲得少。农耕时代，人们以"蹲"为主，蹲在田里插秧，蹲在地上选种，蹲在树下休息、吃饭，果蔬新鲜，空气清爽。进入工业化时代，"坐"占据了人们大量的时间，坐着阅读、写作，坐着开会、学习，坐着看电视、打电脑，坐车上下班，就连最原始的体位——"蹲"着大小便也被坐便器取代了，甚至视"蹲"为不雅观、不高贵。当我们泰然而坐的时候，膝关节也随之悄然退化了。

如果发现自己的膝关节"嘎吱"作响，说明膝关节已经开始老化了。我说一个现象：比如你在前面走着，后面一个人骑自行车过来了，如果他那辆车吱吱嘎嘎地响，不用猜就是辆破车，并且是没有注油的破车。只要我们把膝关节伸出来，做任何动作都嘎巴嘎巴响的时候，那就证明膝关节腔内的润滑物质已经严重不足了。如何给关节腔加油呢？运动锻炼是加油的不二法门。

有一位企业家，今年50多岁，用他的话说是从部队转到企业的老兵，身体情况还不错，唯膝关节疼痛已经很长时间，上下楼梯或蹲下再站起来便感到困难，刮风下雨或劳累以后更严重一些。这虽不是要命的病，却让他很痛苦。他曾拍X光片检查，膝关节软骨、半月板退行性变，韧带、滑膜充血、水肿，韧带附着处损伤等，请骨科专家诊治过，服药也不见好转。

后来，他成为全面接受工程健康管理服务的会员后找到我，我教他做膝关节练习操，双手叉腰，脚尖朝前，保持半蹲姿势，每次15分钟，每晚做1次。稍事休息一下，再用双手同时拍打膝关节两侧，直至拍红，中间可以休息。就这么简单的动作，患者坚持做了一个星期，奇迹出现了。他的膝关节不痛了，上下楼也轻松了许多。

我教给大家一个给膝关节"上油"的方法，非常简单。这个方法叫小半蹲法，对防治膝关节疼痛非常有效。

【开始部分】身体挺直站立，双手自然下垂或叉腰，双脚、双膝朝前，双脚相距10厘米左右。然后双腿弯曲，呈小半蹲姿势。

【练习要点】静力式蹲稳，一般蹲10～30分钟。

为什么要静力蹲？一是静力蹲可直接刺激大腿的股四头肌，增加股四头肌力量，这是改善腿部功能的重要因素；二是静力蹲可提高膝关节周边韧带的质量；三是静力蹲达到10分钟左右，双膝会感觉变酸、变热、变胀等，也就是静力蹲刺激会使膝关节中的关节液分泌量加大。当大量的关节液进入关节，此时关节会有三个收获：润滑关节、营养关节、修复关节。

【练习时间】每天晚上做一次。

【练习作用】对中老年人来说，这是一种综合锻炼，可有效提高中老年人的双膝能力，对退行性膝关节疾病有治疗和康复作用。

健康问答

1. 我的左膝盖里面"嗒嗒"作响,深蹲有点痛,屈膝的时候,膝眼鼓起一个小包儿。我爱好打篮球,一打完篮球,症状就加剧,痛感就厉害;不打球时症状缓解。请问赵老师,我还能打篮球吗?

可以,但是你最好先休息一段时间,做一些如小半蹲、站桩等膝部的静力锻炼,这些锻炼是养护膝盖很好的方法。另外,必要时去医院做一下检查,看有没有其他问题。

2. 赵老师,我发现自己的左右腿长短不一样,这是造成膝关节疼痛的原因吗?

通常,人的两条腿长度是一样的。首先,应该确认左右腿的长度相差多少,通过拍X光片,测量从股骨顶端到脚踝骨的突出部位之间有多少厘米,一般人两条腿的差距在0.5厘米以内。有的人觉得左、右腿的长短不一样,只不过是外表现象。当然,偶尔也有个别人因髋关节软骨的磨损导致左、右腿的长度不一致,这是变形性髋关节病,有必要进行对症治疗。

3. 做关节镜手术后15个月了,昨天我试着慢跑了几十米,关节还是痛。郁闷啊!

你先不要着急,毕竟你"停下来"这么长的时间,关节也需要适应一段时间,先从大步走开始,慢慢增加运动强度,而且大步走的运动强度可大可小,变化的范围非常大,如果认真走起来,年轻人也会累出一身汗!"快马过不了城门",要循序渐进。

跑步的时候一定要穿慢跑鞋,这样能对你的脚提供比较好的保护;选择软一点的路面,比如学校的操场。另外,你可以隔天跑步一次,每周游泳2次。针对你膝关节的情况,我建议你每天做20~30分钟的小半蹲练习:

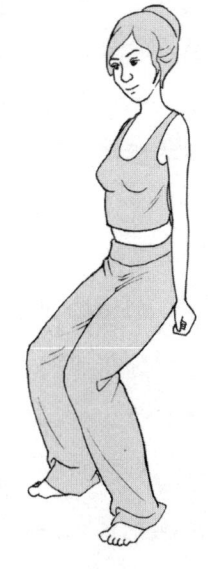

图10

双脚分开约10厘米，膝盖弯曲，让身体下降10~15厘米，然后保持不动（图10）。练习时要保持上身挺直，臀部后撅。刚开始时先坚持5分钟左右，坚持不住了起来休息2~3秒，然后继续，直到能连续坚持30分钟。

4. 我住在6楼，一爬楼梯膝盖就疼。赵老师，这是什么原因？

这是因为人在上、下楼梯时，膝盖骨所承受的压力可达到体重的3倍，当膝盖老化后，磨损的髌骨软骨受到如此巨大的压力时就会产生疼痛。在此推荐几种预防和治疗方法，读者可以试试。

首先要尽量避免诸如上、下楼梯需要膝关节大幅度弯曲的动作。当疼痛严重时，可试行冰敷或去医院接受超短波治疗。

疼痛缓解后，应进行系统的膝关节周围肌肉力量训练。常用动作有两个：一是在大腿伸直的位置尽量绷紧大腿前面的肌肉（解剖学称股四头肌），绷紧10秒钟（不能憋气，因为憋气可能会导致心脑血管疾病），然后放松10秒钟，再绷紧10秒钟，如此循环往复，每天完成60~100次。

另一个动作称为无痛下蹲，即双脚分开站立，缓慢下蹲，但不要蹲得太深。下蹲的过程中若出现膝部疼痛要立即停止。试验几次，就会发现自己在某个范围内（如屈膝40°以内）下蹲不会引起膝痛，然后在这个角度范围内每天缓慢下蹲、缓慢站起，练习100次左右。

做这两种训练时，需注意两点：训练中不要出现膝部疼痛，训练后大腿的肌肉应该有轻度的酸胀感。在进行肌肉锻炼的同时，检查一下髌骨的活动度。方法是伸直腿，找到膝盖骨，用大拇指和食指分别捏住膝盖骨的内外两侧，向内、向下方来回推30次左右。注意动作要轻柔、缓慢。

5. 请问"髌骨软化"有运动康复方法吗？

建议根据自身的情况练习小半蹲。动作为由膝处向下弯曲，呈小半蹲姿势，身体下降10~15厘米，保持静止，坚持循序渐进。

**6. 赵老师，我27岁，男性，很喜爱体育运动。7天前打篮球时膝盖被反向别了一下，很疼，没在意，后来好了。昨天打球时抢了个篮板球，一落地腿就疼得不行了。今天不敢下蹲，像是里面有积水。这个膝盖以前也有过踢球伤,但没在意。请问赵老师,我现在应该做些什么样的运动才好?

你应该先去医院看看有没有器质性病理损伤。如果有,首先要接受治疗,然后才能进行针对性的康复锻炼;如果没有,那么就可以开始功能康复练习。马步站桩、小半蹲、慢蹲起、坐姿控腿等,都是针对膝盖的功能锻炼。

7. 我母亲年轻时干活多,现在膝盖有滑膜炎,请问有什么合适的锻炼方法吗?

运动是"用"关节,而锻炼则是"养"关节,所以要合理利用运动,才叫锻炼。根据你母亲现在的情况,首先让她做小半蹲,开始时每天坚持3~5分钟,慢慢延长到每次坚持30分钟左右。另外,让她参加大步走锻炼活动,每天坚持锻炼30~40分钟。

3 颈椎痛,练习"10点10分操"

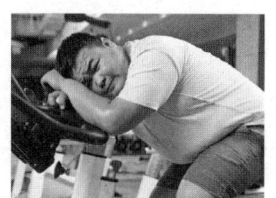

颈椎的作用非常重要,这一点不言而喻。比如人的心脏将血液送到大脑,必须经过颈部;脑部发送指令给四肢躯干,必须经过颈部;呼吸的空气进入肺脏也必须经过颈部;饮食也是通过位于颈部的食道进入胃肠的,所以说颈部是一条"生命通道"。

我们之所以被很多疾病缠绕,这与颈椎不健康有关。

根据一项医学统计,80%以上的神经衰弱患者,其颈部有问题;90%的颈部病变患者,大多都有神经衰弱症状。

另外根据统计,在中风病人中,26%是因为颈椎的骨刺或椎间盘突出压迫等因素,妨碍血液供应脑部,长久下来引发脑血管病变而中风的。由此可见，颈部与身体的健康状况有密切的因果关系，而长期姿势不良和运动过少则是导致颈椎病的主要原因。

"睡不如坐，坐不如立，立不如走"，这是我的一个朋友对颈椎病的体验。这位朋友长期伏案写作，不注意锻炼，早就"潜伏"在身体内的颈椎病，终于在今夏发作了：先是莫名其妙的头晕、眼花，接着是脖子僵硬，转动困难，再辐射到左侧肩骨疼痛，左臂麻木，以至于不敢挨床落枕，被折磨得苦不堪言，一周下来体重竟减去6千克。

我的一位亲戚是资深的钢琴老师，她长年在键盘上挥洒音乐家的澎湃热情，却没有注意到姿势的健康，结果投入越多伤害越大，造成颈椎间盘突出，压迫神经根，造成手麻，疼痛不已。

同上述两个例子一样，很多的上班族整天与电脑为伍，一到电脑跟前就像尊雕塑一样。这种工作方式，让颈椎病如瘟疫般地在办公室里传播，"白领"们无不深受其害。

如何改变这种状况呢？这就需要随时调整自己的姿势。在这里给大家介绍几个运动处方，这些方法对防治颈椎病非常有效。

首先介绍的是"10点10分操"。该锻炼方法是：先将双手侧平举，然后举到相应于钟表的"10点10分"处。这套体操能够帮助颈椎病患者改善症状，而正常人做这套操，则可预防颈椎病发生。

"10点10分操"的做法是：身体挺直站立，收下颌，挺胸收腹，两腿直立，两脚尖朝前，双手侧平举，如同钟表中时针、分针"9点15分"的位置（图11），双手从侧平举（9点15分）举到"10点10分"处（图12）。当认真地反复若干次后，会感到颈部后面的肌肉有酸胀感。

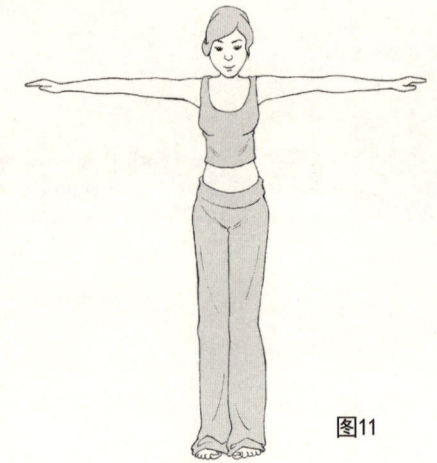

图11

练习这套操要全身挺拔，双手似鸟飞一样上、下运动，做100~200下，每天做一次。对患有颈椎病的女性是一种很好的练习手段，对中老年人的肩周炎也有一定的疗效，是一种非常理想的颈肩

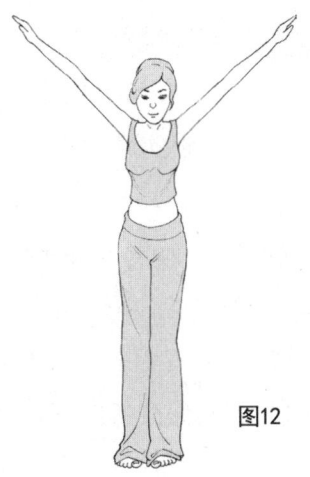

图12

康复方法。

还有一种"10点10分走"的锻炼方法,就是在正常行走的情况下,将双手侧抬高至"10点10分",走200步。这个方法能锻炼颈椎和肩部的肌肉,对长期伏案工作或电脑使用者帮助很大。

下面介绍几种能有效缓解颈椎痛的运动方法。

1. 燕子飞

①俯卧位,双手放在两侧。抬头挺胸,然后翘起双腿,项背肌和腰背肌同时收缩。

②坚持5秒钟左右,然后放松,几秒钟后再重复这个动作。

③反复20~30次为1组,每日早、晚各做1组。

2. 回头望月

①两腿分立,两臂自然下垂。

②两腿微曲,上身前倾45°并向右后旋转,头随着旋转向后上方望,左手上举至头后,右手举至背后。

③做相反方向,左、右重复10~20次。

3. 托天按地

①两腿并立,两臂自然下垂。

②右肘弯曲,手掌心向上提起。

③翻掌向上托出,伸直手臂,左手臂微曲,左手用力下按,头同时后仰,向上看天。

④左、右手交换,交替重复10~20次。

4. 直立耸肩

①直立,双腿自然分开,与肩同宽。

②两上肢外展,掌心向下,双掌心的连线与肚脐平行。

③做耸肩动作,然后上肢努力向下压,如此反复为1次。

④每天做100次。

可使颈项部肌肉逐渐发达,缓解颈部和肩部肌肉的不适感。

5. 后仰前倾

①直立(视病情而定,还可取坐位),双腿自然分开,与肩同宽。

②两上肢后伸,双手相互握紧,贴腰部。

③头部先后伸45°,再前倾45°,闭口时下巴宜触及胸部。

④每天200次，每做20次休息10秒钟。

【注意事项】

①可增强颈椎前后韧带的弹性，以保持颈椎正常的生理弯曲度。

②在做以上动作的基础上，后伸和前倾腰部，也可锻炼腰大肌和腰部的前后纵韧带。

6. 颈部"米字操"

按书写笔画，头部缓慢地在空中画"米"字，或做头部的环绕运动，按顺时针转1圈，逆时针再转1圈。这样可使肌肉放松，加快气血运行，最重要的是可以理筋整腹，松解粘连，解除痉挛。

有头晕、恶心、呕吐等症状者做此动作要谨慎，需在医生指导下进行。

健康问答

1. 赵老师，我是一名教师，有颈动脉型颈椎病，平常也锻炼，到冬天易发病，防治这病有什么运动方法吗？

"10点10分走""10点10分操""隔墙看戏"等是针对颈椎的锻炼；大步走、慢跑是针对全身的锻炼。这些你都可以做。

2. 两年前，我感觉到不能低头，一低头就头痛，到医院做了20多天牵引，但没有明显好转。脖子无力，有种支撑不住头的感觉，并且颈椎两侧疼痛。通过血液化验不是风湿，也没有确定什么病；通过拍片检查，没有压迫神经，也不像是颈椎病，说可能是肌肉劳损。开了一些药，吃完后也没有什么感觉，这是为什么？

注意是否有劳损，一定要避免长时间保持一个姿势工作和学习，尤其是低头工作、学习，每小时休息10分钟。休息期间，可适当做些运动，如"10点10分操""燕子飞"等，对颈椎问题都非常适用。

3. 我的膝盖在阴天时有点酸疼。有时候一只手的手指，尤其是小拇指会感到麻木，颈椎有时也疼痛。我是一名学生，今年27岁，这是不是关节炎和颈椎病的表现啊？我平时经常上网，应该怎样运动才能改善现在的身体状况呢？

你首先要进行慢跑、大步快走等有氧运动，同时配合进行全身的

力量锻炼，如我向大家推荐的健骨操。针对你的膝关节和颈椎的问题（你手的问题是颈椎引起的），可以进行小半蹲（每天坚持30分钟，可以在看书时进行）、大步慢走（每天300～500步）；"10点10分操"（每天进行200下，开始可以分开进行）、"10点10分走"（按自然的步态和速度走200步）等针对性锻炼，两种方法选做一种就可以。

4 举手之劳，拒绝肩周炎来访

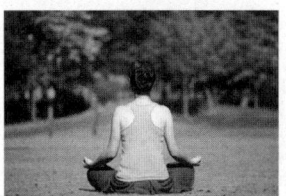

肩周炎不是一个陌生的病名，即使从未患过这个病，也会听过亲友过去或现在患上该病症。在日常的诊疗中，医生有越来越多的机会遇到肩周炎患者，更严重的是，这个毛病越来越年轻化。

如果把手放到冰块上，将是什么感觉呢？冷冻的刺痛可以痛入骨髓、直捣心脏，肩周炎的主要症状即为如此。

对于肩周炎的治疗，很多人有这样的体会，打针、吃药，疗效并不明显。其实，肩周炎多数是由于过劳、受风寒之类的"物理"因素导致的，因此，治疗方法也以运动、按摩、推拿之类的"物理"疗法为佳，服药打针反而不灵验。

老柳今年78岁，退休至今就患过3次。第一次是右肩，第二次是左肩，第三次是左、右肩。第一次患肩周炎时，老柳去过几次医院，又打针又吃药，但疗效不明显；第二次发病时去做牵引，效果也不明显；第三次发病时他找到了我，我让他把患病的手臂往上举，坚持做一段时间。回家后，他按照我提的方法，每天散步的时候重复这个动作。大约1个月后，老柳的肩周炎不知不觉便痊愈了。

黄小姐从事文秘工作，每天要处理成堆的文件及繁琐的网络作业，才30岁出头，便已经因肩颈僵硬而四处求医。为了维持生活品质，她听从医嘱，开始服用止痛药，却没想到很快引发了胃溃疡。她来找我的时候，除了摆脱不掉的肩部疼痛外，还多了胃灼烧、吐酸水之苦。每到夜里，这两种疼痛让她辗转反侧。

我给她介绍了几种简单的锻炼方法，效果相当好。经过4周的治疗，肩部疼痛消失，功能恢复正常，"冻结"的左肩终于"解冻"了。

这些锻炼方法就是我要推介的健骨操（这部分将在第三章里讲）。

下面介绍几种有关肩周炎的运动疗法，如能坚持做，效果相当理想。

1. 摇肩法

忍痛尽量伸直患手，做大回环动作（图13），幅度由小到大，速度由慢到快，次数由少到多。做了顺时针方向，再做逆时针方向，每天坚持数次（运动次数视身体状况而定）。

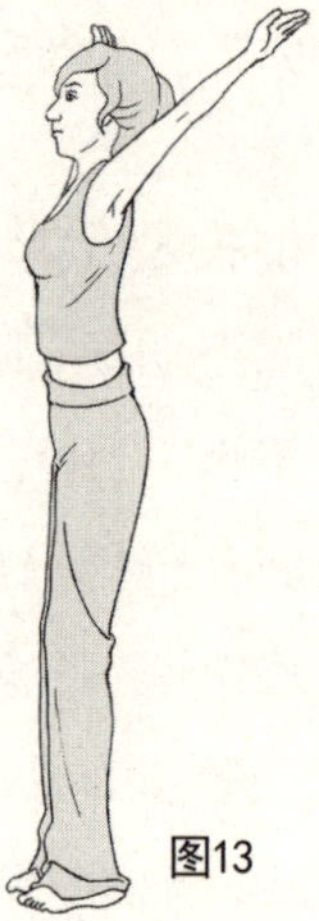

图13

2. 下垂摆动法

①躯体前倾，放松肩关节周围肌腱，然后两臂做内外、前后、绕臂摆动练习，幅度可逐渐加大，直至手指出现发胀或麻木为止（记录运动时间）。

②直腰，稍做休息、放松，再持1~2千克的物体做下垂摆动，做前后、内外、环绕摆动各30~50次。

运动时产生疼痛或诱发肌肉痉挛时应立即停止。

3. 体后拉手法

自然站立，患侧上肢内旋并向后伸，健侧手拉患侧手或腕部，逐步拉向健侧并向上牵拉。

4. "爬墙"法

手指贴墙做爬树运动状，上、下反复6~12次，每天坚持数回。

5. 展臂法

站立，双臂自然下垂，手心向下缓缓外展，向上用力抬起（图14），到最大限度后停10分钟，然后回到原处。反复做30次左右，每天3~5回。

6. 头枕双手法

取仰卧位，两手十指交叉，掌心向上，放在头后部（枕部），先使两肘尽量内收，然后再尽量外展，反复进行30次左右，每天进行3~5回。

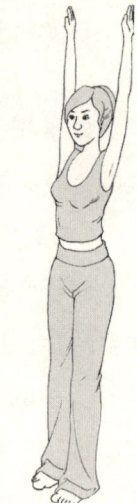

图14

7. 梳头法

站立或仰卧，患侧肘弯曲，前臂向前

向上并旋转（掌心向下），尽量用肘部擦额部（图15），即擦汗动作。做30次左右，每天3～5回。

【注意事项】

①在运动中，保持呼吸自然。

②这几种方法不要求一次完成，可交替进行。每个动作都要认真做，每次以感到肩部发热、疼痛，但以可忍受为度。

③以上动作贵在坚持，这样才能对肩周炎起到很好的治疗和预防作用。

④肩部按摩也能达到治疗的效果，手法要轻柔，以免加重症状。

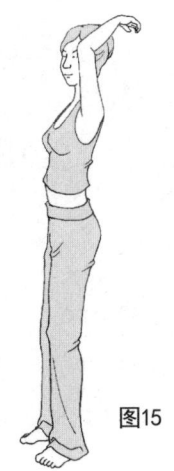

图15

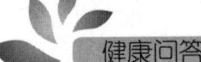

1. 赵老师，我今年7月份参加乒乓球赛时右肩部拉伤，我没有理会，以为过一段时间就好了，没想到现在右臂不能伸直，才感到问题严重。去附近医院看病，医生说法不一，肩周炎、筋膜炎等等。有的医生建议动，有的医生说不能动，我都不知怎么好了，做了7天的热敷、拔罐和仪器按摩，效果不佳。我今年44岁，是不是得了"五十肩"，该怎么办呢？

你可以做"10点10分走"（300～500步）、健骨的"10点10分操"（100～200下）、"旱地划船"（每次50～100下，早、晚各1次）、"隔墙看戏"（每次坚持3～5分钟，早、晚各2～3次）、新八段锦的"左右开弓"（每天左、右各20次）、"双手擎天"（每天2～3次，每次坚持2～3分钟）等锻炼。每天可以选做3～5个动作，或者全部做，同时配合其他锻炼。

2. 我的左肩膀痛，向上抬举很痛，能举上去，但不能完全抬到最佳状态，这是肩周炎吗？

肩痛未必都是肩周炎。肩周炎的主要症状有肩周刀割样钝痛，夜间尤甚，可向颈、背、上臂和手部放射，肩关节不能外展外旋，也不能向后上方抬高，肌肉明显萎缩等特征。你最好去医院做一些相关的检查。

5 大步走掉高血压

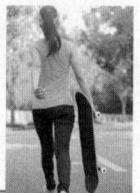

高血压对健康危害极大，但遗憾的是，大部分人并不在乎自己血压升高。高血压的特征之一是几乎没有症状。因此，搭上"高血压快车"的乘客，对高血压一味地放任不管，等到察觉之时，可能已经躺在医院的病床上了。

预防和治疗高血压首先要经常体检。

我在做《健康大讲堂》的时候，北京有位患者的家属来找我，请我帮忙想想办法，我问怎么了，原来他大姐住院了，才40多岁，脑干出血，现在还处于昏迷状态，生命垂危。才40多岁，怎么脑干就出血了呢？原来，这位女士平时高血压，但自己从来就不当回事，别人告诉她注意，可她就是不听，不但烟酒齐开，还时不时地熬夜加班，结果脑干突然出血，真是悔之晚矣。如果平时多关注一下血压，这样的事情还会发生吗？以我的经验看，肯定是不会的。某国际商会会长柳先生不仅有高血压，身上的其他疾病高达两位数。别人曾警告他太太当心婚后3年当寡妇，搞得柳太太精神非常紧张，天天催促柳先生辞职养病。柳先生问我他还有没有救，我告诉他说"有"。药方是：多动腿，管住嘴，不生气，守规矩。这四个要素是你的护身符，但如果"三缺一"，不但血压降不下来，其他疾病也将"得寸进尺"。

柳先生像抓住救命稻草一样问我动腿的方法，当我告诉他是步行时，看得出来，柳先生有点失望，不过经过我一番解释后，柳先生还是相信了。

柳先生坚持步行将近一年，血压基本恢复到了正常状态，两年之后，柳先生的其他疾病竟然减少了一半，连我都始料未及。

当然，治疗高血压除步行外，还有很多非常有效的治疗措施。下面我选几种最容易做的介绍给大家，大家不妨体验一下运动"降压药"的神奇功效。

1. 散步

高血压患者散步可以在早晨、傍晚或是睡前,中等步速,每日1~2次,每次30~60分钟。

2. 慢跑

慢跑适宜年龄不大、心脏功能较好的早期高血压患者。跑步时要有节奏,用鼻呼吸,一呼一吸2~3步,距离可由100~200米开始,不要超过2 000~3 000米。

3. 静坐

端坐在靠背椅上,双膝弯曲呈直角,双手自然下垂(图16),闭目宁神,万事勿想。约2分钟。

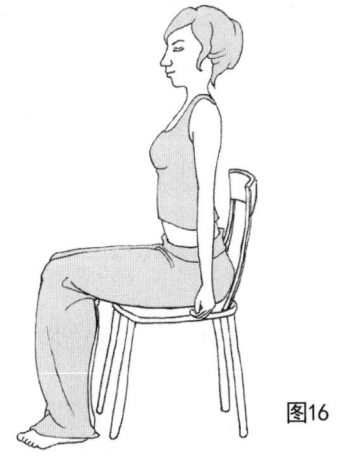

图16

4. 按摩腹部

双手掌相叠,在腹部慢慢摩动。约3分钟。

5. 揉太阳穴

双手指按住太阳穴,揉捻2分钟。

6. 按摩大拇指

①用一只手的大拇指和食指夹住另一只手的大拇指。

②由指甲边缘向指甲根部缓慢地转动揉搓过去,吸气时放松,呼气时按压。

③用力适度,每天早起、午间、就寝前共做3次。

7. 按摩涌泉穴

①取坐位,两手拇指指腹自涌泉穴推至足跟。

②局部有热感后停止操作。每日1~2次。

8. 分推前额

把双手大鱼际(大拇指根部)置于前额中央,紧贴皮肤。慢慢向两边推去,至太阳穴止(图17),反复操作约2分钟。

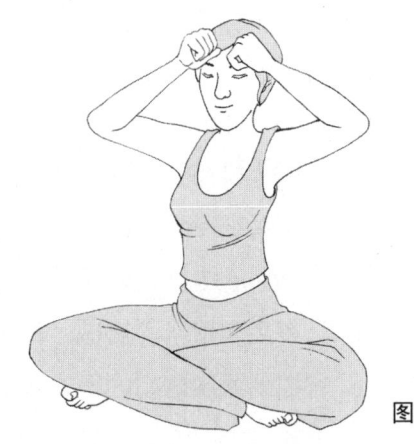

图17

9. 散侧头

两手微曲，用并拢的四指沿鬓角散至风池穴，轻快为宜。约2分钟。

10. 抹桥弓

用一只手的拇指自上而下推抹一侧桥弓穴（图18），约1分钟；再换另一只手的拇指推抹另一侧桥弓穴，约1分钟。

【注意事项】

①桥弓穴位于颈部翳风（耳垂后下缘的凹陷）至缺盆（锁骨上窝中央）的连线上。

②切忌两侧同时进行，按摩手法要尽量柔和、均匀。

③若用力过猛，按摩穴位不当，易使血压下降过度，导致脑缺血发生。

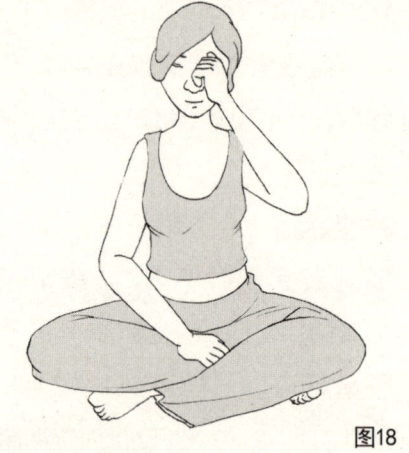

图18

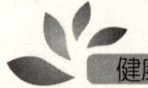

健康问答

1. 赵老师，我姐姐35岁（体重67千克，身高160厘米），去年体检，血压16/12千帕（其他体检项目正常），当时以为是那段时间工作太累，恢复一下就好了。她每天对着电脑8～10小时，平时1周能有2～3次坚持散步半小时，有时偶尔去游泳。这周再次体检时，血压为17.3/12千帕，第二日测为18.4/11.7千帕。医生开始提出警告了，她也有些担心。

根据从您的节目和博客所学，我提出了如下建议：

①每天坚持视频所教的大步走40分钟至1小时（每周有1～2次慢跑更理想，但现在冬天可能不易坚持）。

②利用看电视的时间，原地跳跃30分钟。

③每周利用小区器械，保证3次肌肉锻炼（每次半小时）。

④控制油盐糖肉的摄入量，调配好早、中、晚的饮食。

⑤根据体重指数的计算，在3个月内争取把体重控制在58千克左右。

不知这样对她血压下降和身体锻炼是否妥当，请赵老师指教。

不要只关注体重，更重要的是肌脂比例。每天有氧运动30～40分钟就可以了，能慢跑就慢跑，看电视的时间不仅能做跳跃运动，其他的小动作练习也可以做，交替进行。力量方面的锻炼也可以在家进行，如健骨操等。

2. 关于肌脂比例，我在健身房看到过教练用一种特殊的尺子测量。在家有什么简单方法粗略测量吗？25～40岁女性的标准是多少？

一个简单的方法是掐自己的皮脂厚度：大拇指向上、小臂靠近肘关节最粗的地方，女性1～2厘米，男性小于1厘米；大臂后面肘尖和肩关节连线中点，女性在1～2厘米，男性小于1厘米；肚脐旁，女性2～3厘米，男性小于2.5厘米。

3. 赵老师，我是高血压患者，高压不高，低压高，我该怎么治疗？

有氧运动是控制血压的好方法。你可以先从练习大步走开始，在不引起血压很大波动的前提下进行锻炼，每天锻炼40分钟左右，每周5～6次。

4. 高血压患者运动方式有没有讲究？

有讲究。如无氧运动（力量型运动、快速跑步等）会导致血压快速大幅度升高，对高血压患者有一定的危险。因此，高血压患者的运动方式应以有氧运动为主，包括步行、慢跑、骑自行车、游泳、慢节奏的交谊舞和体操等。此外，打太极拳也是一种有效的运动治疗方式。

5. 只要坚持运动，就可以不吃降压药吗？

不可以。一旦"戴上"高血压的"帽子"，就要做好终身服药的思想准备。当然，经过一段时间的适度运动，高血压患者可以让医生根据自己近期的血压情况，调整原有的用药剂量和方案。

6 拒绝当"现代皇帝"：痛风的运动疗法

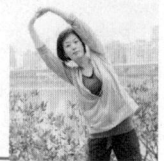

历史上的许多名人如牛顿、亚历山大、路易十四等都是"痛风一族"。过去痛风病患者大多为达官贵人，一般平民因粮食缺乏，反而很少得此病，因此有"帝王病"之名。而今天，现代人虽未必人人过着富贵的生活，但营养摄取绝对不逊于古代帝王，患病的机会随之大大提升。

什么是痛风？比如你在酒足饭饱之后，正在昏昏欲睡，突然脚趾关节剧烈痛起来，像被什么猛烈地叮咬一下，连身子都直不起来了，痛得真想把脚趾剁掉，这便是遭遇"痛风"了。

随着社会的进步，现代人虽未必人人都过着富贵的生活，但营养摄取绝对不逊于古代帝王多少，患病的机会大大提升。全世界约有1 000万人患有痛风，患者的年龄逐年下降，并且有越来越多的趋势。

"痛风"的发病原因是什么呢？简单来讲是体内尿酸量过高，或尿酸排泄受阻，以致有过多的尿酸盐沉积于血液和组织中，主要在关节处，因而引起关节肿痛。痛风病不但有急发关节炎，而且可缓慢形成痛风石和泌尿系统结石。糖尿病、心脏病、脑动脉硬化和高血脂等的发病率在痛风患者中较高。

对痛风的治疗既要控制急发的关节炎，又要治疗高尿酸血症，以及预防痛风、关节损伤、肾结石及引发肾功能不全等。

在日常生活中，还需要控制饮食及合理运动，才能有效控制痛风并减少发作。我的一位朋友患痛风病多年，因为常年坚持锻炼，一直没有复发。但是有一次，我去北京机场接他，他下飞机后，我就被他的双脚所吸引，因为他一只脚穿着皮鞋，另一只脚却穿着布鞋。一问，果然是痛风老毛病又犯了，我问他是不是贪嘴了，他告诉我是多吃了点海鲜。海鲜是能乱吃的吗？不但海鲜不能乱吃，动物内脏、沙丁鱼、凤尾鱼以及浓鸡汤、肉汤等都不能乱吃，因为这些食品富含嘌呤。鱼类、贝类、肉食、禽类以及蔬菜中的芦笋、菜花、四季豆、菜豆、菠菜、蘑菇、花生等都富含嘌呤，痛风患者应少吃或不吃。

下面再来说说运动问题。运动对预防痛风发作非常有效，上面的例子可以证明这个问题。

痛风患者不宜参加剧烈的体育运动或长时间的体力劳动，宜选择一些简单的有氧运动，如散步、匀速步行、打太极拳、跳健身操、练气功、骑车及游泳等，其中以步行、骑车及游泳最为适宜。这些运动的活动量较为适中，时间较易把握，只要合理分配体力，既起到锻炼身体的目的，又能防止高尿酸血症。

痛风患者在运动过程中，要做到从小运动量开始，循序渐进，并长期坚持。运动中要注意休息，如果安排1小时的锻炼，每活动15分钟应停下来，喝点水补充水分，休息5~10分钟，然后再活动，避免运动量过大和时间过长。

健康问答

1. 防治痛风，在饮食上有什么讲究？

控制饮食是治疗痛风的基本措施，也可以说是根本性措施。控制饮食做起来既简单易行，又没有任何副作用，可是难以做到，难就难在必须随时抵制"香甜可口"的诱惑。做到坚持到底，需要清楚地认识饮食控制的重要性，要从脑子里绷紧这根"弦"，千万不能贪图口福而断送幸福。原则上不要大吃大喝、暴饮暴食，不喝酒，不吃动物内脏，如肝、肾、脑、小肠等和肉汤，少吃海产品，并且要喝充足的水。

2. 我是个天生的工作狂，很多很努力的人都有痛风的毛病，我会不会有一天也会得上这个病？

你需要警惕这个病，因为在痛风病人中老板多、老总多，他们压力大，工作忙，起居不规律，每天只能睡三四个小时；出门便坐车，体力活动越来越少，而且应酬多，身不由己，又没有时间体育锻炼。所以这类"工作狂"一定要警惕，不要被工作牵着鼻子走。当工作威胁到健康时，一定要推掉一些不必要的应酬甚至工作，把时间还给锻炼，留给自己,注意劳逸结合,避免过度劳累。

3. 痛风患者锻炼有什么注意事项?

①运动要适度,不可选择剧烈的运动项目。因为活动量大的运动会使出汗增加,血容量、肾血流量减少,尿酸排泄减少,出现一过性高尿酸血症。而且剧烈运动后体内乳酸增加,会抑制肾小管排泄尿酸,可暂时升高血尿酸。所以,宜选择步行等活动量较小的运动。

②运动要有持续性,不可断断续续。对于痛风患者而言,轻微出汗的运动如步行、打太极拳等是可以持续做的。因为这些运动的活动量较适中,时间较易把握,只要合理分配体力,循序渐进、坚持不懈,就可以达到锻炼身体、防止高尿酸血症的目的。

③在锻炼的同时,还要注意调整饮食结构和生活方式。有劳有逸,避免精神紧张,再加上积极的治疗,一定可以使病情稳定,这也是主动防治痛风的措施。

7 冠心病患者,更要动起来

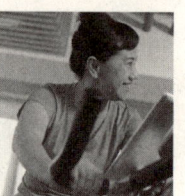

得了"冠心病"以后,不能消极悲观、成天不愿活动,甚至整天卧床,也不能迷信药物。药物固然是治疗的一个方面,但要使药物起到良好的作用,就必须增强抵抗力,树立战胜疾病的信心,适当参加体育锻炼。

近年来,冠心病患者在运动中猝死的案例并不鲜见,最典型的例子是提出跑步健身口号的美国养生学家费克斯本人,他猝死于一次长跑中,这件事在国际上影响极大。据北京市卫生局统计,北京市每20分钟就有一人死于心脑血管病,其中部分死者是在不适当的运动中发作的,由此引起了很多冠心病患者的恐慌。

其实，运动是一把双刃剑，对于冠心病患者而言，只要运动得法，是健身的法宝。几年前，国内外一些老年病学专家就提倡用体育疗法治疗冠心病，因为通过体育活动，特别是慢跑，可以改善冠心病者心血管功能，增加心肌供血量，有利于降低心梗的再发率和死亡率。因此，坚持适量的运动，对于冠心病患者来说是必需的，否则身体素质将会越来越差。

有位37岁的男性患者，平时身体很健康，突然患了急性小灶性心肌梗死，经医生及时抢救治愈了，但因他了解到心梗后可能会发生心肌破裂等并发症，从此一蹶不振，卧床不起，不敢活动。这样一来，体重由原来的60千克增至80千克，心功能减退，一动就心慌气短，果真丧失了工作能力，年仅49岁就病退了。由此可见，"患了冠心病就不能运动"绝对是无稽之谈。

美国有氧运动倡导者库珀博士讲过这样一个例子："一次飞行时，空中小姐刚刚将一位40岁、手提两个大包、大汗淋漓、面色苍白如纸的迟到者安置好，飞机已开始滑行，这时空中小姐发现那位迟到者的座位红灯闪烁，他的心脏出了问题！当所有的急救方法用过后，一切毫无结果。"库珀博士说："如果他是一个有氧运动爱好者，他的心脏绝对可以承受这一切，也许至今健在。"

库珀博士说的这个例子，讲明生命中的一个道理：运动可有效地提高自己的心脏和血管承受力，避免突然发生意外。

曾有这样一个患者，57岁了，患冠心病多年，先后3次发生心梗，入院前经4个月治疗，疗效不显著，长期不能工作，拄着拐杖来找我。我告诉他，克服各种困难，逐渐开始体育锻炼。

从那时起，他从平地上散步开始，逐渐到上下坡锻炼；从打太极拳、做操开始，逐渐到爬山锻炼。如此坚持锻炼3年，不但扔掉了拐杖，而且胸闷及心前区疼痛显著减少，胆固醇也降到了正常水平，心电图显示：梗死处已陈旧。不久他恢复了工作，并在冬季雪后初晴的一天，兴致勃勃地跨过了300多米高的3个山头，行程30余千米，现在已无丝毫自觉症状出现。

所以，得了冠心病以后，不能消极悲观、成天不愿活动，甚至整天卧床不起，或者迷信药物。药物固然是治疗的一个方面，但要使药物起到良好的作用，就必须增强抵抗力，树立战胜疾病的信心，适当参加体育锻炼。

什么样的运动对治疗冠心病有效呢？打太极拳、练气功、保健按摩、慢跑、散步等都可以，患者可根据自己的病情和爱好适当选择。

如果要我给大家推荐一种健身方式，那就是散步。散步对体质较弱和身体肥胖的冠心病、高血压患者较为适宜。散步的距离、时间和速度，应根据病情、自我感觉以及医护人员的建议来决定。实践经验证明，以距离1~2千米、时速3~4千米为宜，每天1~2次。散步后应以自我感觉良好及血管等生理指标测量无异常为度。体质较好的人可适当从事慢跑运动，体质稍差的人可以走、跑交替进行。

冠心病患者在体育锻炼中首要的是注意安全，病情不稳定或有发展趋势时应停止锻炼，及时治疗；在运动中一旦出现不适感觉，如胸闷、眩晕、呼吸困难等，应根据自己的健康状况调整运动量，然后随着心功能增强而逐步增加运动强度。

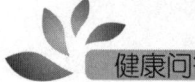

健康问答

1. 赵老师，我想让我母亲尝试接触瑜伽。她69岁了，有心脏病、高血压、慢性胃炎，她在锻炼时要特别注意什么呢？

大步走锻炼对她是最合适的，适当地进行瑜伽锻炼就可以了。瑜伽是一种锻炼方式，适合任何人，只是在做的时候要根据自己的身体情况。

2. 我的睡眠质量一直不好，脸色也特别差，可能是工作压力太大造成的，可是要做大量的运动好像对我行不通。因为我有冠心病，不宜大运动量。赵老师，我应该怎么办？

有规律的生活是避免失眠最有效的方法，养成定时睡觉与定时起床的习惯，建立良好的生物钟。有时因事而晚睡，早晨仍要按时起床。有些人因工作需要，有时白天工作，有时夜间上班，自然影响睡眠，会有暂时的失律性失眠。

入睡前不宜吃得过饱，应尽量避免饮用酒、咖啡、茶、可乐等刺激性饮料。不少人认为饮酒有助睡眠，虽然酒后容易入睡，睡眠却不易持久，醒后很难再入睡。睡前适当喝些牛奶有利于睡眠。

睡前半小时内不适合做过劳过力的工作，有人试图借助剧烈运动使自己疲倦而入睡，但效果往往适得其反。

3. 之心老师，我母亲今年63岁，最近经常发生阵发性心动过速，心电图显示有T波倒置。诊断为慢性冠状供血不足。她思想负担很重，瘦了很多。像我母亲这种情况，应该怎样锻炼？

首先要调整你母亲的心态，这样的症状是很普遍的，不必有太大的心理负担。锻炼要根据自己的身体状况而定，运动量不宜过强或者过大，先练习大步走就好。

4. 赵老师，我今年50多岁了（女），不知什么原因心率越来越慢，由两年前的每分钟80次左右降到现在的53次左右（夜间48次）；心电图显示供血不足，心脏很不舒服，心慌胸闷。我还有腿痛的毛病，请您给我指点一下，有什么锻炼方法能让心率快一点。

你可以去参加各种有氧运动，比如大步走、骑车、慢跑、爬山等，每天进行30～40分钟。从小强度开始逐渐增加，先进行走步，逐步到快走、大步走。

8 健肌"降"血脂

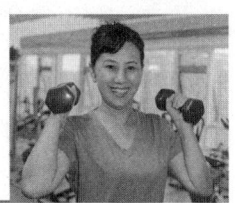

如何控制血脂升高呢？我的心得是运动，这与美国研究机构的成果不谋而合。美国最新研究表明，适当有效的步行可以明显降低血脂，预防动脉粥样硬化，防止冠心病。步行对于高血脂患者来说，不仅能强身健体，更可以治疗疾病。

血脂，人体必备的物质之一，在人体的血管内随血液流动，与人和平共处，相安无事。这个本来很和平的"小家伙"是怎么成为健康杀手的呢？原来，当这小小的血脂颗粒一旦穿过血管上皮细胞，并到达"不该到的地方"——血管壁，并沉积下来，就会导致血管壁增厚，发生粥样改变（即血管壁积聚了一层黏糊糊的脏东西，像粥一样），就可能对人体造成极大的危害，因为粥样动脉硬化恰恰是我们所熟知的致死、致残的"制造者"。这种情况如果发生在心脏，就会引起冠心病；发生在脑部，就会出现脑中风；如果堵塞眼底血管，将导致视力下降、失明；如果发生在肾脏，就会引起肾动脉硬化、肾功能衰竭；发生在下肢，会出现肢体坏死、溃烂等。此外，高血脂可引发高血压，诱发胆结石、胰腺炎，加重肝炎，导致男性性功能障碍、老年痴呆等疾病。最新研究还提示，高血脂可能与癌症的发病有关。

如何控制血脂升高呢？我的心得是运动，这与美国研究机构的成果不谋而合。美国最新研究表明，适当有效的步行可以明显降低血脂，预防动脉粥样硬化，防止冠心病。步行对于高血脂患者来说，不仅能强身健体，更可以治疗疾病。

贵州的姜先生由于偶有心绞痛、心慌气短、头昏脑涨、手脚发麻，4年前到地方医院检查，血总胆固醇为8.4毫摩尔/升，血中的低密度脂蛋白胆固醇（LDL-C）升高，动脉粥样硬化，血压也不稳定，收缩压一般为20千帕，舒张压为13.3千帕。医生开了一些降脂片和降压片，服用3个月后，自感病情加重，血脂、血压还在升高，仍未稳定。后来加入了走步的行列，血脂逐渐恢复到了正常水平……

上海的朱先生是一私企老总，事业有成。由于工作繁忙，休息时间少，生活不规律，常参加酒宴应酬，饮酒超量，随后发现有头晕、头痛等现象。经医生检查，发现患有高血压，开了多种治疗高血压的药物。刚开始服用时效果较好，但用药一段时间后，发现自己浑身无力、记忆力下降、肾功能减退。到医院咨询后得知，服用治疗高血压的西药易引起副作用，这使朱先生十分苦恼。一次偶然的机会，他进入了一个健身俱乐部，刚好有我的一个讲座，经过我的指导，朱先生的头晕、头痛现象明显减轻。那么，什么样的运动对改善血脂状况有效呢？

1. 有氧运动

高血脂患者可以进行步行、慢跑、骑车、游泳、登楼梯、爬山、划船、滑雪、舞蹈、体操等运动，也可选择中国传统运动，如打太极拳、练剑等。但是在运动之前要进行身体检查，因为有的高血脂伴有其他心血管疾病,需要明确运动是否适合自身状况。

2. 肌力练习操

胸、腹、腰、背和股四头肌可进行肌力练习操,也可借助运动器械练习,以达到增强肌力和减少脂肪堆积的目的,还能促进血液循环,增加呼吸功能,改善机体的新陈代谢。

3. 背肌练习操

①俯卧位,额下垫一小软垫。上肢前伸,下肢后伸,掌心着地,脚尖绷直,使身体挺直。

②左上肢、右下肢同时挺直抬起,持续数秒钟恢复原位。

③两上肢同时挺直抬起,持续数秒钟恢复原位。

④左膝跪地,大腿垂直,小腿和脚背着地。右臂直立,手掌撑地,左上肢、右下肢伸直抬起,上身挺直,头向前探,持续数秒钟。左、右交换重复上述动作。

⑤四肢伸直同时上抬,持续数秒钟。

【注意事项】

每天做1~2次,每次重复动作的次数也逐渐增加。

可以将沙袋环系在手腕和脚踝上练习。

4. 腹肌练习操

①仰卧位,屈肘于胸前,双手互抱上臂。

②双腿伸直,双脚抬高约10厘米,持续数秒钟。

③双膝半屈,双脚抬高持续数秒钟。

④双腿向斜上方伸直,脚跟触墙面,坚持数秒钟。

5. 股四头肌练习操

①取站立位,脚跟离墙约30厘米,上身后背靠墙(图19)。

②双脚撑地不动,后背倚墙下滑使双膝屈曲,持续数秒钟(图20)。

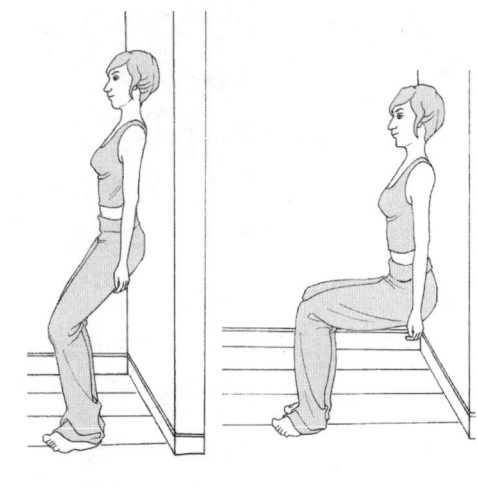

图19　　　　图20

③当体能增强后,后背下滑,屈膝使下肢呈90°,并逐渐增加维持此位置的时间。

6. 胸肌和肩肌练习操

①面对墙角站立，两臂与肩平，微屈肘，双手手掌分别撑于两墙面上（图21）。

②身体前倾，伸展胸和肩的肌肉和韧带（图22），持续15~20秒钟。

③重复几次，然后变换两手掌支撑于墙面的高度，重复上述动作几次。

7. 按摩腹部

①取仰卧或坐位、站位均可，每天早、中、晚3次。手掌贴肚脐按顺时针方向按摩腹部5~9分钟。以舒适轻快为度。

②坐位或站位，双手拇指与其余四指提、捏小腹部双侧3~5分钟，以疼痛能忍耐为度。

③重复动作1次。

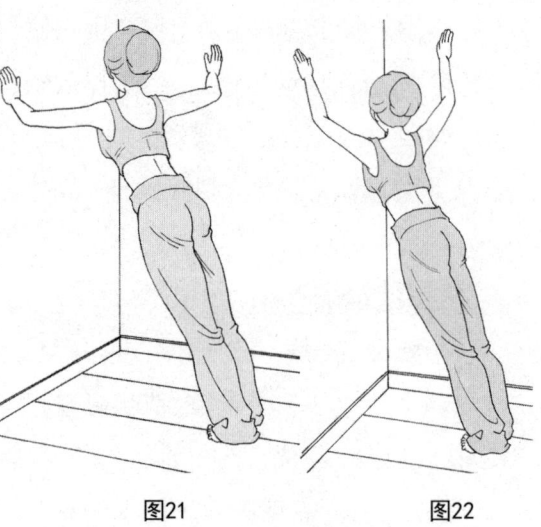

图21　　　　　图22

健康问答

1. 我平时饮食很注意，不吃肉，不喝酒，怎么血脂还那么高？

血脂高的原因除了与直接进食油脂含量丰富的食物有关外，能量的总摄入量超过推荐摄入量也是最大的原因。所以，不喝酒、不吃肉并不等于说饮食方式是科学的。高脂血症患者在饮食上应注意以下几个原则：

①控制总热量：主食每天男性30克、女性20克，以全麦面包、燕麦、糙米、土豆、南瓜为佳，少吃点心，不吃油炸食品。

②减少饱和脂肪酸的摄入：少吃肥肉，每天每人烹调用油不超过25克。

③增加不饱和脂肪酸的摄入：每周吃2次鱼，用橄榄油或菜籽油代替其他烹调用油。

④控制胆固醇的摄入：不吃动物内脏，蛋黄每周不超过2个；用脱脂奶代替全脂奶。

⑤多吃蔬菜：蔬菜每天500克，水果1~2个，适量豆制品。

2. 我去年体检,胆固醇6.09、甘油三酯6.8。经过8个月天天打乒乓球,现在体检胆固醇已正常,甘油三酯3.05,没有任何食物控制。请问,这种情况继续运动可以完全恢复正常吗?

可以,还应适当增加一些走跑内容及我们所提到的一些锻炼方法,这样效果会更好一些。鲁迅先生有句话说得好,地上本没有路,走的人多了,便成了路。加入步行的行列,便可携手"走"出高血脂幽谷。

3. 赵老师,我最近头晕、耳鸣,去医院检查也没发现什么原因,心里很着急。请问有什么好方法吗?

头晕、耳鸣要考虑是不是血脂过高,或者是血糖、胆固醇、血脂等偏高,导致血液黏稠,造成血流不畅、血液黏滞。建议在身体条件允许的情况下,积极参加有氧运动,如慢跑、大步走等,同时少吃甚至不吃高热量、高脂肪、高胆固醇等容易导致血黏稠的食物,多吃清淡的食物,多吃蔬菜和水果。

9 走掉"甜蜜蜜"的糖尿病

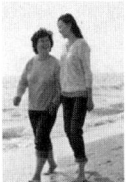

糖尿病挺可怕,但同等可怕的还有其并发症。糖尿病的并发症非常多,可以说全身各器官都有可能被侵犯,包括神经、心脏、肾脏、肺、皮肤等。只有驾好"五匹马车"(即饮食疗法、运动疗法、注意血糖监测、调整好情绪、药物和物理治疗),才能将血糖控制在理想范围内。

我梦想……有一天能好好吃顿月饼!一位天津糖尿病患者最简单的愿望,也许代表了众多糖尿病患者的心声。一个在普通人看来再简单不过的要求,对于糖尿病患者来说,却是奢侈的美梦!只要患上了糖尿病,就不能不计算一碗饭有多少热量，一杯可乐有多少热量。不只是三餐，就连零食、水果在下肚之前都需要仔细算出分量和营养成分。为什么？为的是控制血糖正常。

糖尿病，不但让我们丧失了口福，更严重的是，糖尿病还是百病之源，只要患了糖尿病，所有的疾病都会以墙倒众人推的姿态与你的身体对抗。有一位知识型的糖尿病患者，5年前发现患了糖尿病，开始时还服药、定期检查，感到都正常和良好后，治疗热情便逐渐淡了下来，最后停止了治疗，到51岁时，突然发生心肌梗死而失去性命。还有一位王女士，42岁时因视力下降就诊时，发现患了糖尿病。但她没有坚持正确的治疗方法，只使用了一些未得到证实的"中医秘方""良方"，5年后双目失明，其他并发症陆续发生而难以治愈。

上述例子只是沧海一粟，糖尿病的并发症可谓不计其数，全身各器官都有可能被侵犯，包括神经、心脏、肾脏、肺、皮肤等。控制糖尿病最好的方法是什么呢？那就是驾好"五匹马车"（即饮食疗法、运动疗法、注意血糖监测、调整好情绪、药物和物理治疗），才能将血糖控制在一个理想的范围内。

这些治疗方式大家都非常熟悉了，在这里我要特别提到运动治疗方式，因为这常常是最容易被忽视的，然而对于糖尿病的治疗而言，却是必不可少的。运动健身可以加强糖和脂肪的代谢，降低肝糖产生，减少脂肪沉淀。健身处方对2型和1型糖尿病都有预防和治疗作用，在此提供几个健身方案。

1. 健身走、游泳和自行车运动

持续适量和规律的中、低强度此类有氧运动，对糖尿病患者来说非常有好处，建议每周进行3~5次。

2. 慢跑

慢跑称为温和的心脑血管体操。动汗为贵，跑动起来出的汗才有意义。因为糖尿病患者体质偏酸性，动汗可使体内环境偏碱性，从而降低炎症的发生，对伤口的愈合、皮肤的修复都会起到很好的作用。

3. 跑步的运动量

开始练习跑步的体弱者可以进行短距离慢跑，从50米开始，逐渐增至100米、150米、200米。速度一般为100米/30秒至100米/40秒。

4. 慢速长跑

是一种典型的健身跑，距离从1 000米开始，适应后，每周或每2周增加1 000米，一般可增至3 000~6 000米，速度可掌握在6~8分钟跑1 000米。

5. 跑走相间

跑30秒，步行60秒，以减轻心脏负担，这样反复跑行20~30次，总时间30~45分钟。这种跑走相间的锻炼适用于心肺功能较差者。

6. 跑步次数

短距离慢跑和跑走相间练习每天1次或隔天1次，年龄稍大的可每隔2~3天跑1次，每次20~30分钟。

7. 跑步呼吸及姿态

跑的脚步最好能配合自己的呼吸，可向前跑两三步吸气，再跑两三步后呼气。跑步时，两臂以前后并稍向外摆动，上半身稍向前倾，尽量放松全身肌肉，一般应脚尖着地。

【注意事项】

①掌握跑步的适应症和禁忌症。轻度糖尿病患者，体力中等或较弱者，为增强体质、提高心肺功能，都可进行跑步锻炼。肝硬化、病情不稳定的肺结核、影响功能的关节炎、严重糖尿病、甲亢、严重贫血、有出血倾向以及有心血管病（如瓣膜疾病、心肌梗死、频发性心绞痛等）的患者均不宜跑步。

②避免在饭后立即进行，遇到非常冷、热、潮湿及大风的天气也不适宜跑步。

③循序渐进，从短距离、慢速度开始，做到量力而跑，跑有余力，不要过分疲劳或使心脏负担过重。

④糖尿病患者跑步最好在下午进行，在跑步之前可以先做做准备活动。临睡前最好不要慢跑，清晨四五点时也不能跑步，否则会导致血压升高，甚至危及生命。

8. 运腹

取坐位，食、中二指蘸按摩乳，紧贴腹部皮肤，做弧形运动约4分钟，指力直达皮下。

9. 摩腹

取坐位，双手叠掌置于腹部，以肚脐为中心按摩腹部10分钟左右，以腹部发热为佳。

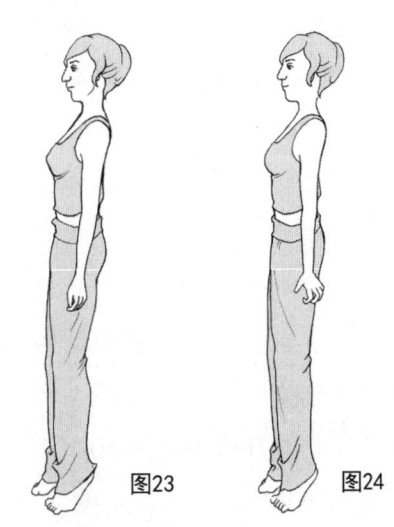

图23　图24

10. 抓伸运动

①身体上挺，前脚掌支撑，脚后跟离地，一下一下地踮脚（图23）。

②同时两手用力张开，做"抓"的动作，手与脚同时运动（图24）。

③每次5分钟，早、晚坚持做。

抓与伸对神经系统是一个很强的刺激。

11. 空口咀嚼叩齿、舌头搅动、口颊肌收缩

可以反射性地降低血糖，起到类似胰岛素的治疗作用。此方法简单易行，随时随地都可进行。每天可以做1~2次，每次1~2分钟。

健康问答

1. 我妈妈得了糖尿病，想请赵老师提供一些饮食和运动上的建议。

我的建议很简单，那就是少吃、多动。

我所说的少吃，不仅仅是减少高脂肪、高热量食物的摄入，还包括降低糖的摄入量。首先是控制主食摄入，不要求多，也不要不吃，而是控制在一定量的范围内；其次是拒绝大油大脂大糖食物。现在市面上有很多无糖或低糖食品被过分追捧，建议大家要根据自身情况选择；最后，不要追求什么偏方秘笈，建议大家要根据自身病情调整控制饮食结构和习惯。肥胖和糖耐量减低者则要牢记，"在规定的范围内达到营养平衡的饮食"，这是糖尿病专家的口头禅。少吃的原则是营养平衡，主食粗细搭配好，副食荤素搭配好，不挑食，不偏食，少量多餐，低盐低脂，高纤维膳食，多吃新鲜蔬菜，戒烟、酒，拒绝煎炸烹调方式。

关于多动，人人都知道运动好，自不必多说。但是，我要强调的是适量的运动，而不是超出自身能力的运动。建议选择一些简单易行且能随时进行或持续进行的运动，尤其要注意的是坚持！对于糖耐量减低者和糖尿病患者，最合适的锻炼是每天散步不少于30分钟。注意，前提是病情稳定。

2. 糖尿病大爆炸的成因何在？如何才能科学合理地规避呢？

大爆炸的原因就是吃多了，吃"好"了，动少了。

要预防，首先要管好自己的嘴，更重要的是迈开两条腿，把多吃的热量消耗掉。

10 要想身体健，先打"保胃战"——徒手治胃炎

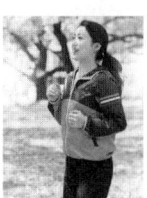

目前治疗胃炎的药物繁多，其中不乏有效对症的药物，但按其疗程来治疗，费用高得吓人，令人望而生畏，而且药物对人体也是有损害的。所以说，养胃比治胃重要得多。运动是养胃的有效举措，既经济又有效。

由于现代人生活节奏快，家庭事业、人际关系、心理及外界压力较大，精神高度紧张，很容易使自主神经发生功能性紊乱，胃肠蠕动减慢，消化液分泌减少，并且随着年龄增长，导致脏腑功能下降，胃肠发病率呈快速上升趋势。再加上饮食不节、食物被细菌污染等因素，导致胃肠内酸败物质增多，从而引起胃炎、胃溃疡等疾病。其中，最常见的当数胃炎。胃镜普查证实，我国人群中慢性胃炎的发病率高达60%以上，其中萎缩性胃炎约占1/5。

目前治疗胃炎的药物繁多，其中不乏有效对症的药物，但按其疗程来治疗，费用高得吓人，令人望而生畏，而且药物对人体也有一定的损害。所以说，养胃比治胃重要得多。运动，不但是养胃的有效举措，也是既经济又有效的治疗方法。

近一年来，李先生家里接连出现烦心事：老母亲不小心摔了一跤，造成股骨头骨折，医疗费用巨大；自己做的小生意出现了较大亏损。最可气的是，多年的老胃病频繁发作，胃部胀闷，隐痛不舒，泛酸、烧心、恶心欲呕、食欲不振，饭后感觉胃内气体较多，进食生、冷、硬及辛辣刺激性食物则常引发症状，或使症状加重。诸多烦心事令李先生苦恼不已，寝食难安，消瘦了不少。

李先生本不打算看医生，只想像以前那样买些胃药服用就算了。不料症状

越来越重，发作次数也越来越频繁，在妻子劝说下还是去了医院。医生详细询问病史、了解病情后，没有按常规开药，而是建议他先做胃镜检查。

几天后，李先生带着一脸沮丧如约前来，因为胃镜检查报告和病理报告结论为：慢性萎缩性胃炎。

而此前，他听不少人说萎缩性胃炎容易转成胃癌。正值中年的他上有老、下有小，一想到那个可怕的字眼，又怎能不忧心忡忡呢？

于是李先生找到了我，问运动是不是真的像我节目中说的那么神奇，我跟他开玩笑说："专家不是说了吗，运动可以取代药，而药却取代不了运动，你说神奇不神奇？"

李先生说："那您看我这个病有没有什么运动可以把药取代了。"我告诉他说散步啊、按摩啊都行，关键是要坚持做。当然，一旦胃炎发作，药还得吃。坚持散步一年多，李先生的病果然好了很多，复发的概率越来越小了。

下面看看运动疗法是如何治胃炎的。

1. 散步

①晚饭后半小时，可到环境优美、空气清新的地方自由自在地散步。

②散步时，整个内脏器官都处于微微的颤动状态，加上配合有节奏的呼吸，可使腹部肌肉有节奏地前后收缩，横膈肌上、下运动，可以起到对胃肠的按摩作用。

2. 按摩腹部

①取站位、坐位、仰卧位均可。

②右手手掌在腹部上下、左右按摩，由轻到重，由慢到快。

③每日按摩2~3分钟，空腹时按摩效果最好。

【注意事项】

在按摩过程中应有揉的动作，酸痛感强，止痛效果好，不可因怕有酸痛感而不用力。

此法对急性发作的胃痛效果较好。慢性胃病发作时，运用此法同样有效。

3. 搓胃

①取坐位，五指并拢，先用右手手掌从右胸直搓至左大腿沟，然后用左手手掌从左胸直搓至右大腿沟。

②按摩100次左右。

4. 叩击、按揉足三里

①取坐位，右手握拳（拇指在外）。

②用拇指的指关节敲击同侧足三里穴，叩击100下，再换另一只手操作；或者以两手拇指端部点按足三里穴，平时

36次，痛时可揉200次，手法可略重。

③待有酸麻胀感时持续3~5分钟，胃痛可明显减轻甚至消失。

足三里穴位于膝盖边际下10厘米（相当于4个手指并拢的宽度），在胫骨和腓骨之间。

5. 捏腹直肌

①取仰卧位，两手拇指侧面放在右侧的腹直肌上（图25）。

②食指和中指相对，捏提起腹直肌。

③由上到下慢慢进行，随捏随提，持续1分钟。

④换左侧，重复上述动作。

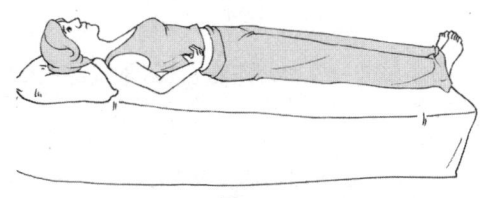

图25

健康问答

1. 我患慢性胃炎已10余年，近来胃炎症状时轻时重，听说慢性胃炎容易引起癌变。请问赵老师，慢性胃炎会不会转变成胃癌？

胃炎分为很多种，只有慢性萎缩性胃炎有转化为癌症的可能，但其概率是很小的。慢性萎缩性胃炎患者中，只有3%~5%会转变为癌，所以千万别谈癌色变。过分紧张焦虑只会加重病情，破坏机体的免疫功能，反而使"癌魔"不请自到。因此，患者要充满战胜疾病的信心，放下思想包袱，尽情地享受丰富多彩的人生。

2. 我患胃炎多年，一直靠镇痛药止痛，但有人告诉我吸烟能止痛，请问是这样吗？

不管是哪一种胃炎都不能靠镇痛药止痛，镇痛药对胃炎来说起不到治疗作用，反而对胃部有刺激，有害无利。

抽烟止痛更是无稽之谈。香烟中的尼古丁能刺激胃酸分泌，加重胃炎病情，而且尼古丁还会对胃黏膜造成损害。所以，一般有胃病的患者应戒烟、戒酒，建议到正规医院做胃镜检查，确定是什么原因引起的胃炎，并在医生指导下做正规治疗。此外，除了使用本文中的运动处方外，还要注意生活有规律，不熬夜，不吃过热过冷的食物，少喝浓茶、咖啡等饮料；对于一些腌制、烧烤、油炸的食物，胃病患者应尽量少吃或不吃。

3. 赵老师，现在我的体温清晨36.2℃，晚上35.5℃，血压8～12千帕。5年前患慢性咽炎，至今越来越厉害，两年前患桥本甲亢，现正常，后发现患浅表性胃炎。我的咽炎很顽固，近来常常找寻身体不适的原因。开始每日晨、晚两次测体温，每天都挺低：35.5℃～36.2℃，而且早晨3：50～6：00常被心口窝痛惊醒，辗转不眠。如果再睡，醒来后全身不适，腰还酸，我马上想到是与体温低、血压低有关，还是因为身体底子不好才出现目前的状况？请您帮我分析分析，我该如何锻炼？

你的体温、血压相对于你来说是正常的，不用担心。你目前的情况更多是由于心理作用导致的，尤其是你的胃炎。我建议你加入到体质锻炼的队伍中，多参加体育锻炼，改善体质。

你目前比较好的运动方式是，每天进行30分钟左右的有氧运动，如大步走、慢跑、骑车等，其他运动根据自己的爱好进行就可以。

11 仰卧抬腿，胃不再下垂

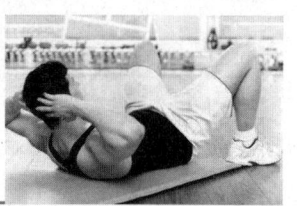

发生胃下垂的人主要有：有多胎生产史的妇女、减肥不当的人、有过腹部手术的人、经常卧床少动的人以及穿很紧的马甲、束很紧的腰带、经常压迫胸部和上腹部的人，而瘦弱则是这几类人的共同特点。另外，瘦弱的人不仅容易发生胃下垂，其他内脏也容易下垂。

一位年轻女士找我询问胃下垂的治疗方法。交谈中得知她胃下垂已有4厘米，起初胃下垂没有什么影响，只是不敢多吃饭，后来越来越瘦，胃下垂则更加严重。现在只要吃饭就会腹胀，用胃药抑酸剂、解痉剂也没有什么效果，平卧也不能减轻。

胃下垂多见于年轻女性，这和年轻女性求瘦求美、使用了错误的减肥方法、进食不规律有很大关系。所以说，预防胃下垂，养成有规律的饮食习惯比什么都重要。

发生胃下垂的人主要有：有多胎生产史的妇女、减肥不当的人、有过腹部手术的人、经常卧床少动的人以及穿很紧的马甲、束很紧的腰带、经常压迫胸部和上腹部的人，而瘦弱则是这几类人的共同特点。另外，瘦弱的人不仅容易发生胃下垂，其他内脏也容易下垂。

胃下垂是指在X光检查中，胃的位置低于正常的情况。胃下垂有先天性和后天性之分（在此仅介绍后天性胃下垂），后天性胃下垂多数由腹壁的松紧度发生变化所致。

正常人及矮胖体形者的胃多呈牛角形，紧张力较高，幽门比胃角低；瘦长体形者的胃呈长形，紧张力低，胃角下垂，低于幽门。如当人站立时，胃的下缘达盆腔，胃小弯弧线最低点降至髂嵴连线以下，称胃下垂。低于1~5厘米为轻度胃下垂，大于10厘米为重度胃下垂。

治疗胃下垂目前尚没有特效药，一般只是对症治疗，疗效欠佳。健身以卧位锻炼腹肌和腰背肌肉为主，效果比较显著。

1. 仰卧起坐

仰卧在床上，两臂放在身体两侧（图26），头向上抬，用腹肌的力量使身体坐起来，然后再躺下（图27）。如不用手扶床坐不起来，可用手稍加帮助。每天早、晚各做10~20次。

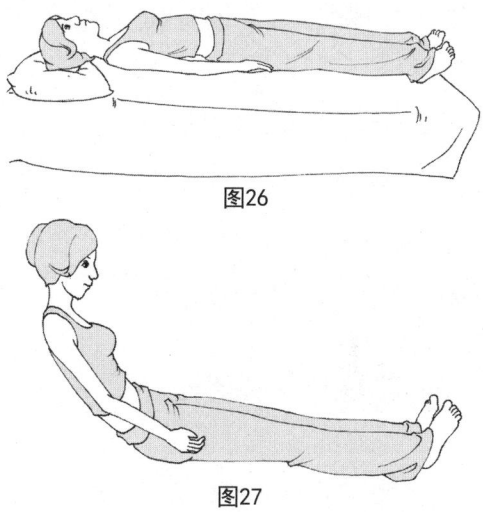

图26

图27

仰卧起坐也可治疗其他内脏下垂，如肾脏和肝脏下垂。

2. 仰卧挺胸

仰卧在床上，以头和腿支撑身体，用力将胸腹部挺起来，一起一落。每天早、晚各做10~20次。

3. 仰卧抬头

仰卧在床上，两手扶住后脑勺，头

尽量往上抬,停2秒钟后落下。每天早、晚各做10~20次。

4. 双抬腿运动

取仰卧位,两腿并拢,直腿举起,悬在离床20~30厘米高处停止不动,静止约10秒钟,还原。每天早、晚各做10~20次。

5. 腹壁运动

配合呼吸运动,使腹壁一张一缩前后运动,增强腹肌的力量,使其对胃有一定的支撑力。每顿饭前做一次,每次30~50下。

6. 挺腹运动

①取仰卧位,枕上枕头。

②两腿弯曲,足跟尽量靠近臀部,腹部尽量挺起呈半桥形,维持一定的时间,然后还原。

③每次做3~5分钟。

7. 摆腿运动

取仰卧位,两腿并拢,直腿举起,在离床20~30厘米处停止不动,再慢慢地向两侧来回摆动。每天早、晚各做10~20次。

8. "V"字形平衡操

取坐姿位,双脚上举,膝与脚尖均伸直,双臂上举,使全身保持"V"字形(图28),坚持30秒钟。每天早、晚各做5~10次。

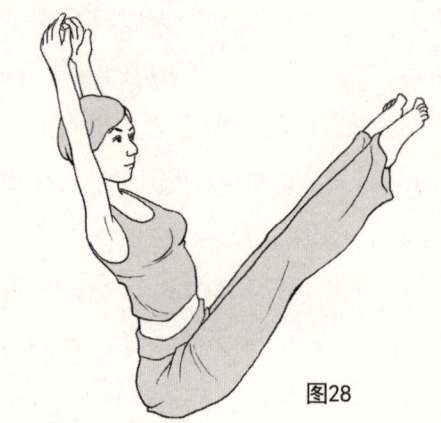

图28

健康问答

1. 我是一名结肠炎患者,如何在饮食上、运动上加以辅助治疗呢?

运动方面,根据自己的情况量力而行,练习慢跑、爬楼、大步走;饮食方面,可选择一些富含纤维质的食物,避免高脂肪、高热量、刺激性的食物。

2. 请问,早晨起来,大便次数多且跑不及,说拉就马上拉,这是怎么回事?怎么治疗?

这是肠胃功能下降所致。你可以进行全面的力量锻炼,再配合大步走中的"扭着走"和八段锦中的"双手拉举"这两个针对内脏的锻炼动作。

不用担心，你目前的情况更多是由于心理作用导致的，尤其是你的胃炎。我建议你加入到体质锻炼的队伍中，多参加体育锻炼，改善体质。

你目前比较好的运动方式是，每天进行30分钟左右的有氧运动，如大步走、慢跑、骑车等，其他运动根据自己的爱好进行就可以。

12 近视，雾里看花也真切

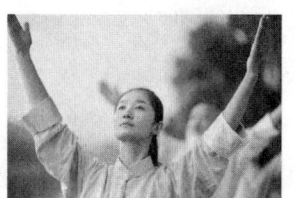

提到保护眼睛，大家一定会想到要补充维生素A，更有很多人以为要吃鱼肝油来保养，其实好习惯才是真正的护眼之道。从小养成好习惯，平时应减少近距离阅读（保持距离在35厘米左右），减少画图、写字时间，注意照明是否足够等，经常做眼部保健按摩操。对已经近视的人来说，按摩效果同样很好。

从小就听老一辈的人说"吃鱼目对眼睛好"，但从小到大吃，仍旧是"写得很清楚""看得很模糊"。人未老而眼已花，主要原因与孩子课业负担过重不无关系。因为在父母望子成龙、望女成凤的心态及升学主义的压力下，从小就必须上才艺班、电脑班……必须精通十八般武艺，所以不近视也难。因此，应把保护眼睛提上我们的议事日程。

提到保护眼睛，大家一定会想到要补充维生素A。更有很多人以为要吃鱼肝油来保养，其实，好习惯才是真正的护眼之道。平时应减少近距离阅读、画图和写字时间，并保持距离在35厘米左右，注意照明是否足够等，可避免近视发生。若视力不良时，平时更应注意做好视力保健等。

对于假性近视来说，按摩效果很好；对于真性近视，按摩也能起到改善视力的作用。下面介绍几种按摩方法和其他有效的健目方法。

1. 个人按摩法

①取坐位或仰卧位。

②按压睛明、攒竹、鱼腰、承泣、太阳等主要穴位。

③每日晨起、课间、睡前各做1次，每次5~10分钟。

2. 协助按摩法

①取卧位，闭目。按摩者用手指在攒竹、鱼腰、承泣、太阳、印堂、百会诸穴按摩，每对穴位各按摩约1分钟。

②在睛明、上睛明穴行手指合捏法，每穴捏100次左右；然后推揉肝俞、肾俞穴，揉捏合谷、光明穴；最后揉抹眶周10次，并闭目静卧休息3分钟。

③整个过程约15分钟，每天1次，每12次为一疗程，间隔3天后可进行第二个疗程。

按摩治疗近视眼时，手指不能直接触及眼球。

3. 远眺法

在学习或写字1个多小时后远眺大自然景色，调节松弛眼睫状肌。

做眼保健操每日3~4次，也能起到防治近视的效果。

4. 椅上运动法

①身体后仰，紧靠椅背，深吸气。再前倾，紧贴桌面，深呼气。每日做5~6次。

②眯眼，张开，每日做4~5次。

③双手叉腰，头右转看右胳膊，然后左转看左胳膊。

④举食指放在脸中，离鼻子15~20厘米处，看墙2~3秒。然后目光移向手指，看指尖5秒钟。每日做5~6次。

5. 头颈悬吊飞燕法

①在床边放一软枕，俯卧其上，头颈部悬在床外。

②双手抱于后颈，并按压头颈。

③用力抬头挺胸，双手用力展开，如燕子飞翔状（图29）。

早、晚起床练习，初练时可做10次，

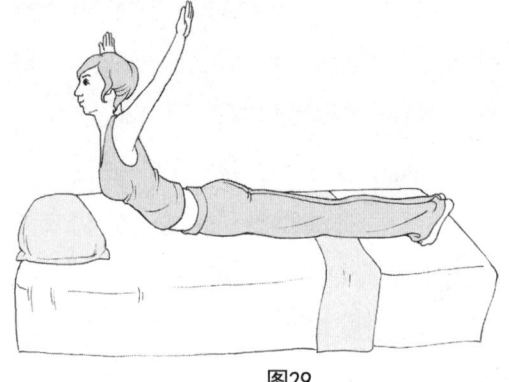

图29

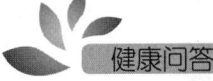

健康问答

1.赵老师,我今年50岁,干了一辈子费眼睛的工作,眼睛既近视又花,还老爱发炎。现在我的眼睛总流眼泪,右眼厉害,在室内稍好一点,在室外很严重。我不想用眼药,对于眼睛有什么运动办法吗?

多参加有氧运动,每天30~40分钟,可以大步走、慢跑、爬山等,每天300~500步的大步慢走。另外,少喝酒,少吃肉、油等,通过运动多出汗。

2.真性近视是不是先天性近视,而假性近视是不是读书、乱用眼睛造成的?我因为读书、看电脑,眼睛都700度了,我22岁,该怎么办啊?工作了一两年又加深了100多度。这样下去怎么得了?

假性近视是青少年短期近视。经医生测试眼睛没有变形,经休息就会恢复,一般在150度以内。

眼睛变形、无法恢复的近视为真性近视。真性近视无法恢复,必须戴眼镜,以防止进一步加深。

先天性近视也叫遗传性高度近视,有的一出生就近视,即使不看书也在600度以上,并且成年后还会继续加深(普通近视成年后不会加深)。

600度以上称为高度近视,有可能产生病变,不注意甚至有失明的危险。关于这一点可详细咨询眼科医生。

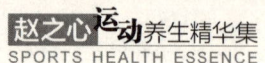

13 "旱船"划落腰背痛

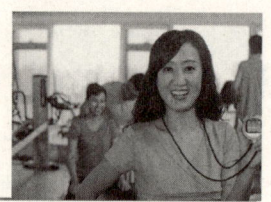

> "久坐伤肌",现在"白领"中腰部不适、颈椎不适、后背痛、肩部不适等腰背健康问题非常多见,其原因与工作中的"久坐"关系密切。腰痛患者除了及时就医外,更重要的是持之以恒地进行日常自我保健,并重视腰部体育锻炼。

腰背痛临床上很常见,占骨科门诊总数的1/3或更多。在美国,每5个人中就有4个人曾患过腰痛。

老王不知道为什么后背常痛,既无红肿,按压也不疼痛。上肢活动自如,上腹肌肉紧张,也无压痛,不恶心,不呕吐。到医院检查,做B超,做胸透,也专门看过骨科医生,甚至还查了血,什么情况都没有。

周女士今年36岁,公司会计。最近总是感到腰部酸软,一个不祥的念头浮上心头:难道是得了肾脏病?于是到医院做相关检查,结果真相大白,是腰肌劳损在作祟。

王小姐今年28岁,最近总觉得后背疼痛难忍,查看背部也没有长什么东西,也未见什么外部症状,怀疑是不是骨头患了什么疾病。到医院经各种仪器检查,也没有查出原因。后医生经过询问才得知,王小姐在公司里是公关部的经理,因工作需要,无论冬夏都是一身裙装装束,平时长时间伏案阅读资料,因此有可能是腰肌劳损。

正所谓"久坐伤肌",现在"白领"中腰部不适、颈椎不适、后背痛、肩部不适等腰背健康问题非常多见,其原因与工作中的"久坐"关系密切。患有腰痛的患者,除了及时就医外,更重要的是持之以恒地进行日常自我保健,并重视腰部的体育锻炼。

下面这些锻炼方法对预防和治疗腰背痛有神奇功效。

1. 旱地划船

①身体挺直,双脚开立。由髋处上

身前倾，塌腰挺胸，抬头向前看，双手前举如抓住船的双桨。

②双臂从前向后做如拉船桨的动作，此时后背肌肉用力夹紧。

③上身前倾，双臂由前向后运动。每回做50次左右，每天做1回。

对颈椎、胸椎、背部肌肉是一种综合锻炼，可缓解颈、背部的许多问题，能有效缓解和根除伏案工作者及中老年人的背部疼痛问题。

2. 抬脚运动

①取俯卧位。

②单脚肌肉挺直并从地面抬高，维持单脚高举（图30），坚持10秒钟，然后放回地面。另一只脚也做相同的动作。

③两脚各重复运动5次。

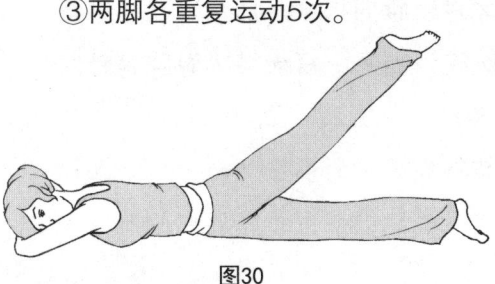

图30

3. 举脚运动

①取仰卧位，膝盖弯曲，且脚掌平放床面或地面。

②双膝举高到胸部，双手置于膝部下方，并尽力拉向胸前。

注意：运动时不可抬高头部，平放时不可伸直腿部。刚开始做时，每天做数回，每回重复运动5次。

4. 踢脚运动

①双手扶椅背，将单脚向后上方抬高。另一只脚伸直（图31），缓慢复位，接着抬高另一只脚，再复位。

②两脚各重复运动5次。

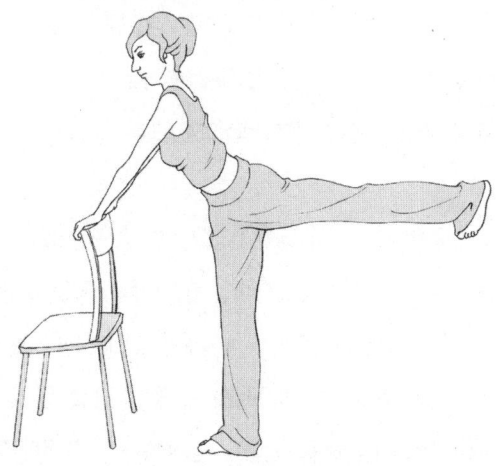

图31

5. 抬膝触胸

①取仰卧位，双膝弯曲。

②一侧腿屈膝上抬，并尽量使膝部靠近胸部，左、右腿交替进行，各做5~10次。

③再双腿屈曲，并保持该姿势5秒钟，复原，重复做5遍。

6. 仰卧侧腰

①预备姿势同上，略屈双膝，双肩着床。

②两手按床不动，双下肢及臀部交替向左、右侧倒。各做5次。

③两腿伸直，一侧腿上举，再连同臀部一起侧倒向另一侧。左、右腿交替做5遍。

7. 坐抱单膝

①坐在椅子上，两腿稍分开。

②两手用力抱起右膝，把膝尽量贴近胸前（图32），稍停5秒钟，慢慢放下，恢复原状。换左腿，运动方法同前。

③每次做5遍。

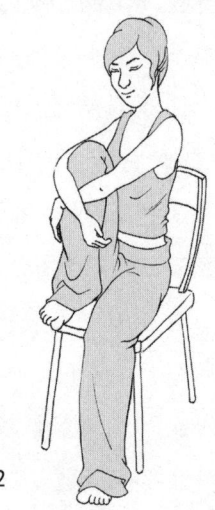

图32

健康问答

1. 之心老师，前一阵子朋友邀我去做推拿（我们都是高校教师，科研强度较大，长期在电脑前，亚健康状态较为普遍），按摩的师傅给我顶腰（用脚顶在后腰，身体呈反拱形）持续时间较长，当时我感觉痛楚，但没有在意。至今一个多月了，才发现腰部持续疼痛，每天必须做一定的腰部活动，这种情形有必要去医院诊断吗？每天继续做些有针对性的腰部锻炼可以吗？

你是被顶的时候受伤了，也可能是把你原有的小伤扩大了。如果你现在疼得难受，可以到医院开点止痛药。继续锻炼，提高腰部的肌肉力量，逐渐就能缓解。

2. 腰背痛与体重有关吗？我原来没有腰背痛的毛病，可自从"发福"之后，也不知道从什么时候起，腰背疼痛就开始纠缠着我。请问赵老师，我是不是该减肥了？

腰背痛的确与体重有很大关系。如果你超重的话，肌肉会处于不良状态。建议你每周进行4次20～30分钟的有氧健身运动，并注意饮食结构，多吃低脂肪、有营养的食物，如香菇、木耳、芹菜、豆芽、海带、藕、鱼肉、鸡肉、鲜豆等。

3. 赵老师，我今年50多岁，有一次坐在小板凳上洗衣服，之后腰就不能动了，请您给我指点一下，采用什么姿势洗衣服更合适？

重要的一点是保持腰部的姿势，尽量不要弓身弯腰，要注意保持挺腰的姿势。另外，如有可能，尽量把水盆的位置放到与腰齐平的位置，以避免过度弯腰。

14 学做健肝操，提防"三肝"危害

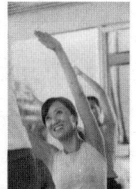

目前我国病毒性肝炎已基本得到控制，但脂肪肝、酒精肝、药肝等其他肝脏疾病的发病率却在逐年上升。来自全国健康教育中心的最新消息：适龄人群中有10%、白领人群中有高达30%的人患有不同程度的此类疾病。所以，我们要特别提防"三肝"的危害。

我们之所以患上肝胆疾病，与无知不无关系，有很多人不是死于疾病而是死于无知。有一位旅游局局长，有乙肝的他为了应付工作，每天还是大鱼大肉大酒的吃喝，我多次提醒他，他却不听。有一天他找到我，我看他脸色很难看，巩膜黄染，转氨酶很高，几天后发现肝坏死，要去换肝，还没来得及换，到电梯里就死了，才41岁。

另一位清华大学毕业的企业家原准备出国引进项目，近10天时间整日整夜地准备资料，不料临行前却住进了医院，入院不到10天就因急性重型肝炎去世。追查病史，发现这位企业家两年前体检时，乙肝指标有几项阳性，但他根本没当回事。如果及时就诊，绝不会如此早逝。

目前我国病毒性肝炎已基本得到控

77

制，但脂肪肝、酒精肝、药肝等其他肝脏疾病的发病率却在逐年上升。来自全国健康教育中心的最新消息：适龄人群中有10%、白领人群中有高达30%的人患有程度不同的此类疾病。所以，我们要特别提防"三肝"的危害。

①脂肪肝：当肝内脂肪的含量超过肝湿重的5%，或组织学上肝细胞半数以上有脂肪变性时，即称为脂肪肝。

危害：造成能量代谢紊乱，机体免疫功能下降。中度脂肪肝患者有食欲减退、消化不良、恶心、腹胀、腹泻等消化道病症。如果脂肪长期在肝内蓄积，肝脏血液供应、氧气供应及代谢受到持续影响，则会造成肝细胞大量肿胀、炎症浸润及变形坏死；一旦肝脏有纤维增生及假小叶，就成为肝硬化。

②酒精肝：酒精所致的肝病。临床上通常表现为脂肪肝，进而发展成酒精性肝炎、酒精性肝纤维化和酒精性肝硬化。

危害：轻度酒精肝无明显病状，但严重者可能导致死亡。

③药肝：是药物性肝病。由于药物及其代谢物引起的肝脏损害。在没有病史的健康者和原来就有疾病的人中，使用某种药物后发生程度不同的肝脏损害，均称药肝。

危害：目前，至少有600多种药物可引起药肝，其表现与人类各种肝病的表现相同，如肝细胞坏死、胆汁淤积，或慢性肝炎、肝硬化等。

通过运动，也可保持肝脏健康，达到遏制"三肝"的目的。

健肝要选择中等强度的有氧运动，如中速步行、慢跑、骑自行车、游泳、做广播体操、跳舞、打羽毛球等，具体可根据个人的身体状况选择。

一般情况下，锻炼时需要维持20分钟以上才能有效，但最长不能超过60分钟。在整个运动过程中可分为3个时间段：一为热身期，需5~8分钟，老年人可适当延长，主要进行一些伸展性、柔软性的热身活动；二为锻炼期，需20~30分钟，老年人可适当缩短；三为冷却期，目的是使身体逐渐恢复到运动前的状态，一般需8分钟左右，可做一些舒缓运动，避免血液在身体组织中滞留。

若处于中年时期且身体明显肥胖者，应增加锻炼次数，每周5~7次，锻炼最好在下午4时后或晚上进行。

下面给大家介绍一些健肝的方法。

1. 健肝操

①直立，双臂下垂，双膝微屈，左手手掌向上，向右下腋运手，后换右掌

向上，向下、向后运手。躯干随运手动作左、右旋转，共做8次。

②双手虎口叉腋下，上、下摩擦20次，后做侧体屈伸20次（四肢随躯体摆动）。

③双掌按摩胸前20次。

④双膝合拢，双手撑于膝盖上方，使双膝先左旋转10次，接着踢腿放松，再右旋转10次。

健身功效：补充血气，护肝养肾。

2. 足掌行走法

①自然站立，头正眼平，全身处于放松状态。

②迈左脚，落地时用足掌撑地（图33）。

③迈右脚，用足掌漫步行走，保持双膝微屈；双手握拳，双臂自然摆动（图34）。

健身功效：活动筋骨，补肝益肾，促进消化。

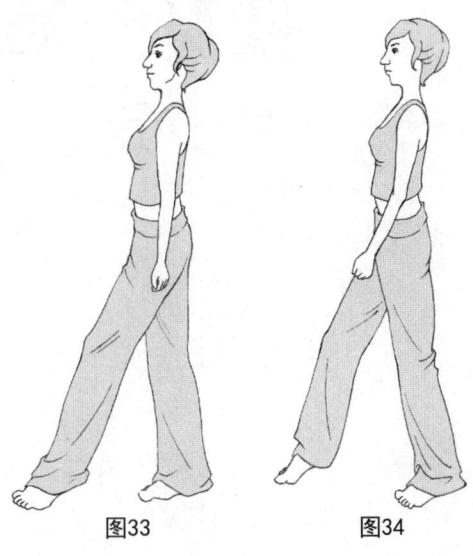

图33　　　　图34

健康问答

1. 我是一名乙肝患者，请问怎样保护肝脏？

首先要注意作息时间，一定要睡子夜觉：22：30上床，23：00~1：00要处于熟睡状态。其次，饮食上要少吃油腻的食物，戒烟、酒。要多进行有氧运动，每次运动要多出动汗。

2. 脂肪肝患者除了做上述的健身操外，还有其他运动方式吗？

除了上述这几个动作外，大步走对治疗和预防脂肪肝也很有帮助。大步走，即腿部做弓步下蹲动作、摆动手臂往前走。这个动作在北京普及推广的结果发现，对糖尿病和脂肪肝患者特别有效。这个动作每天不用练太多，500步左右即可。

Part3 健身的革命：
大步走、八段锦、五禽行

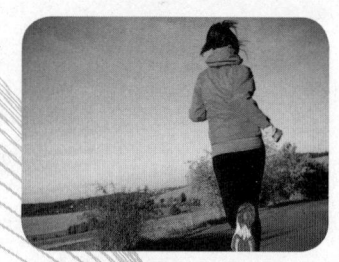

通过多年探索，我编创了大步走、新编八段锦、五禽行、健骨操等简单易学的养生运动。通过上千场大型讲座和演示活动，这些健身方法走进了学校、机关、社区，希望大家通过这些健身练习，甩掉各种疾患带来的痛苦与不适，真正达到强身健体的目的。

健身的革命：
Part3 大步走、八段锦、五禽行

 "走"为上策，健身大步走的"走则"

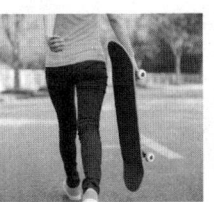

"大步走，精神抖"这句谚语说的是大步行走对身体健康很有好处。大步走是比散步的步子迈得大、速度也比散步快的一种行走锻炼方法。中医认为，人体的血液如流水一样，只有保持有序的流动状态，才能焕发生命活力。清代医家曹慈山说："步主筋，步则筋舒而肢体健。"大步走，运动量不很大，但只要持之以恒，就能达到筋骨强健、气血调畅的目的。

走步与健康有着密切的关系。古今中外，坚持走步锻炼、强身健体而寿高业就的名人、伟人不乏其例。宋代诗人苏东坡的健身良方是"以步当车""散步逍遥"；伟大的哲学家卢梭也曾说过"走，唤起我和激励我的思想"；德国著名哲学家康德每天上午坚持散步1小时，活到80岁；年近九旬的孙毅将军的长寿经是"铁脚板走上长寿路"；聂荣臻元帅坚持爬山、散步，活到93岁；年过80岁的美国第37任总统尼克松每天早晨走步3.2千米，天黑后再走1.6千米。可见走步锻炼有延年益寿的效果，称走步为"健身走"的意义就在于此。

随着现代交通、通讯等的发达，为人们的出行提供了极大的方便，使人们行走的机会越来越少，导致了高血压、糖尿病、高血脂、肥胖病等大规模入侵。可能有很多人什么都不缺，却缺少运动，特别是最基本的走步运动。

刚过而立之年的王先生是某大公司的总经理，经过几年的艰苦创业，他越发珍惜自己的"本钱"。为减少过多的消耗，他为自己配备了工作助理，选用精细食物，增添保健品，以车代步和每周定期光顾洗脚屋，由于采取了这一系列的综合措施，一向瘦弱的身体倒是"发福"了，但他并未得到渴望的健康。相反，却患上了高血压、高血脂和脂肪肝等病。医生为他开具的一张重要处方是：

多多进行徒步走。

健步走也要讲究方法，方法不对，也起不到健身的效果。

邻居张伯伯已近知天命之年，多年以来，身体不大好，经常闹感冒。医生告诉他，在服药治病的同时，要注意锻炼身体，多练练健身走，张伯伯同意了。可过了一段时间，张伯伯感到自己的身体还是没有多大起色，特意跑来问我是怎么回事。我让张伯伯走一圈看看，结果不出所料，问题就出在走的方法上。因为张伯伯并没有学会如何健步走，只是每天出去遛遛弯而已。遛弯式的走法，效果至少会打上五六个折扣，所以感觉不到什么效果。

怎样"走"才是正确的呢？那就是有氧大步走。"大步走，精神抖"这句谚语说的是大步行走，对身体健康很有好处。大步走，比散步的步子迈得大，速度也比散步快。中医认为，人体的血液如流水一样，只有保持有序的流动状态，才能焕发生命的活力。清代医家曹慈山说："步主筋，步则筋舒而肢体健。"大步走，运动量不很大，但只要持之以恒，就能达到筋骨强健、气血调畅的目的。

下面我把一些非常有效的大步走法传授给大家。这些走法经过各种渠道的推广，已有不少健身爱好者正享受着这套走法带来的惊喜。

大步走法共分9节。

第一节：大步快走

步幅放大，胳膊摆起来，最好默唱着"雄赳赳，气昂昂"这首歌来走。这是锻炼心脏的有效手段，每次走200步即可。

第二节：大步慢走

比第一节的步幅还要大，每走一步，重心要向下，不要快，要做稳做准，重心一定要下去。这节也锻炼心脏，走200步即可。

第三节："10点10分"走

两只手向两侧水平伸直，就像钟表的时针和分针处于"9点15分"的样子；"10点10分"是两手向斜上方伸展，就像钟表"10点10分"的样子。走200步，这是强壮颈椎的良方。

很多人有怀疑，说这个动作怎么能锻炼颈椎呢？那么你可以找一个人这么去做，然后你摸摸他肩上的肌肉，一定是硬硬的，这个动作不仅使肩膀肌肉变硬，连脖子到后背的肌肉也参与进来了。因此，每天坚持用这种方法走200步，颈椎病就可以康复。

第四节：一二三四走

就是一二三步走时都在吸气，第四

步走时呼气,能增强肺活量。走200步即可。

很多人不会想到,当一个人因患病不治去世时,导致死亡的原因可能不是他患的疾病,而是死到肺部感染和肺功能衰竭上。为什么,就是肺功能太差,没有得到锻炼。

一二三四的走法是增强肺部呼吸功能的,对肺部锻炼非常有帮助。运用这种呼吸模式走的时候,"一二三"步会把肺打开,第四步呼得越快,肺会打开得越快。当你在水边和有树的地方这样行走的时候,更会神清气爽。因为你会吸进更多的氧气,呼出更多的二氧化碳。

第五节:扭着走

这个动作看上去像扭着腰走一样,实际上是扭着胯走(图35)。走200步,对防止便秘非常有效。

现在便秘的人非常多,便秘有一定的危险性,会导致直肠癌、结肠癌等。这个动作能帮助肠胃蠕动,对健康肠胃起着非常重要的作用。

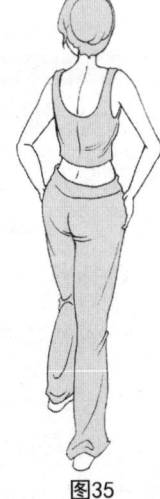

图35

第六节:抬腿走

把腿抬高了走。走200步,能预防疝气和摔跤。

由于老年人抬腿力量不够,很容易摔倒。还有一个问题是,很多老年人会出现腹股沟疝气。

要预防上述两个问题,锻炼方法就是要学会抬腿走,这种抬腿能力就是防止意外发生。像脚底一绊,如果抬腿能力非常好,一下就站住了,而抬腿能力不够强是会跌跤的,所以提高抬腿能力可防止摔倒。

它还是防止老年人疝气的好方法,因为抬腿走能有效地增加会阴部的肌肉力量。

第七节:弹着走

一步一弹脚地走,走200步。弹着走能活动筋骨,避免人体老化,对脚部的健康有效。

人老腿先老,腿老先看脚。如果到社区里问一些老人,说你们的身高变矮了吗?很多老人说变矮了。再问谁的脚长大了,又有很多人举手,这是非常普遍的现象。

但是只要认真弹着腿锻炼,你会发现你的脚弓会改善。老年人为什么身高变矮、脚长大,主要是因为足弓塌陷。组成足弓的骨骼是由很强的肌肉拽着的,但是很多人不知道这些肌肉也是需要锻炼的。缺乏锻炼，这些肌肉开始变得无力，足弓随之塌陷，所以老年人脚长大不是长脚，而是足弓塌陷的结果。

大家要学会"弹"着走，这个动作对脚弓锻炼价值非常大。每天我们拿出一定的时间这样走的话，诸如脚踇趾外翻、脚垫、足弓塌陷的问题，都可以随着这种行走得到有效的改善。

第八节：倒着走

不用解释，就是看着前面，而向后面走（图36），走200步。这种走法让平时很多不参与运动的肌肉都参与了进来，而且倒着走需要精力高度集中，对神经系统的锻炼也很有效。

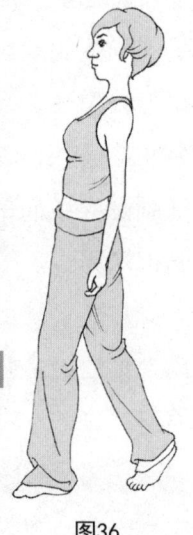
图36

第九节：认真走

像走钢丝似的、顺着一条直线走，走200步。

有很多人把手伸出来的时候会抖，还有人走路时头在抖，这说明神经系统指挥能力下降，所以要学会认真走路。"认真走路"做起来非常简单，在地上画一条线，每天在这条线上认真地慢慢地走，眼睛看着这条线，两脚认真地沿着这条线走，手维持平衡，这可以非常有效地锻炼神经系统。

健康问答

1. 赵老师，我一直在跑步机上跑步健身，每次速度9.3千米/小时，能跑40分钟左右。可是最近几次跑，跑一会儿，靠近右腹部肋骨下开始扯着痛，只好快走，速度减下来就不痛了。以前这种情况只是偶尔出现，没这么频繁，是不是因为长期跑步带来的运动伤害？

你可以把速度减下来，调整几天后，看情况怎么样。另外，这种情况跟身体状况有密切关系。你注意一下自己目前的身体状况，如有没有感冒、有没有熬夜、有没有喝酒等等，这些都会对你的运动能力造成影响。

2. 之心老师，在央视一套的《健康之路》中看过您的所有节目。按照您的要求反复去练，颈椎已大有好转。还有一个问题，我身体一直都不太好，后来去锻炼跑步，大概跑了一年多，突然发现整个髋关节疼痛。去医院骨科看，拍了X光片，没有发现问题，医生建议休息两周。我休息了1周后感觉好多了，就去练习快走。走了两天发现疼痛又厉害了，就停止了锻炼，休息了1周后好多了，我又慢走。走了两天疼痛又厉害了，这样反反复复有两个月，于是就停止了锻炼。后来做了髋关节磁共振（MRI）检查，没有问题。去看过很多医生，也未能确切地告诉我是什么问题，他们都说过些日子就会好的。可是整个髋关节一直隐隐作痛，活动多一点疼得就厉害一点。我很想知道这是肌肉损伤还是软组织损伤。有运动教练告诉我软组织损伤是不会好的，是终身的，这是不是意味着我就永远无法跑步了。有教练建议我做做髋部拉伸运动，说拉伸一下说不定会好一点。不知可以吗？

您可以试试做一段时间髋部的静力练习，让局部的肌肉、韧带、关节囊包括关节液等功能得到一定的改善，然后再根据大步走的方式去进行锻炼。髋部的静力练习方法是：单脚站立，双手可以扶着固定物帮助稳定身体，然后另一只脚向侧面尽量伸直、抬起，抬到最高点，身体和支撑脚保持站直姿势，坚持1分钟（随着水平的提高，时间可以逐渐延长）；休息1分钟，然后同一只脚换成向前、向后两个方向，再各坚持1分钟，中间也是休息1分钟。一侧做完3个方向后，休息2分钟，再做另外一侧，也是3个方向。每天早、晚各做1次。

3. 我每天上下班各走30分钟，已经坚持几年了。可我的大腿、小腿很硬，体重也没有减。我知道，走步是世界上公认的健身运动，所以还坚持着。想请教之心老师，我是否适合这项运动？

适合！但您要把脚步迈开，每一步都要比您目前的步子大10~15厘米。另外，到达目的地以后，最好有5~10分钟的时间放松一下双腿。

不要光看着自己的体重，还有很多的东西比体重更重要，更值得您去关注，比如脂肪含量。

4. 之心老师，我是一名走路爱好者，每天清晨上班走40分钟，每周爬一次山，已坚持了两年，收到了良好的效果。我现在有问题向您请教：①走路、爬山与吃早餐的顺序。②吃饱好还是吃少好？③夏天我选择凌晨爬山，一是避免暴晒，二是不耽误做其他事，但同事说不科学，应在下午4点以后。希望能得到您的指教。

第一个问题，您可以在开始运动前吃些容易消化的食物，量不要大，运动后半小时再吃早餐。

第二，吃饭有5～7分饱就可以了，中间可以有两个加餐：吃个水果或者吃两块饼干。

第三，从理论来说，下午3点到晚上9点，人体的精力、反应都比较好，而且郊外空气也比早上好（植物夜间呼吸作用比较强，产生一定量的二氧化碳），所以效果会好些。但是从时间安排和习惯上来说，早上的安排会合理一些。至于效果，只要您已经养成习惯，差异不会很大。

5. 我小时候跳墙把脚摔伤了，足跟至今还疼痛，尤其是足跟内侧及足跟底部特别疼痛，早晨起来后不敢着地，十分痛苦，不知该如何治疗？

这属于陈旧伤了，你可以试试弹着走、提踵等锻炼。另外，还可以进行磕足跟练习，就是哪里疼磕哪里，每天做20～30次。

2 不老的健身操：新编八段锦

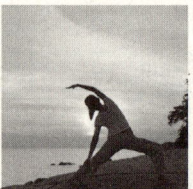

有人问我，既然八段锦的功效如此强大，你为何还要将其改编呢？其实，从八段锦诞生之日起，人们就根据健身需要进行过无数次改编。我之所以要改编八段锦，是因为现代人的生活方式、体质状况、工作特点已与古人不同，如果仍依照古法进行锻炼，其锻炼效果是会打折扣的。因此，我根据现代人的生活方式和体质状况，把自己在健身方面的一点心得及现代健身方法融入这古老的长寿术中，赋予八段锦新的功能。

八段锦是我国古老的健身术，很多人都十分推崇其功效。苏东坡曾经写过一篇文章，说头几天练习八段锦可能没什么感觉，但是百十日后，功效不可量，胜过用药百倍。

著名的大众健康专家洪昭光也十分推崇八段锦的练习，在他的健康八字歌中，就有健体八段锦一条。

研究表明，八段锦的8节动作对人体内脏器官的生理功能具有调节作用，而且对腰背肌、骨骼也有良好的保健功效，有助于矫正不良的身体姿势，增强肌力，发展肌肉。各节运动各保重点，又兼顾全面，是综合性的全面锻炼活动，因而可收到增强体质、延年益寿的功效。

说到这里，有人会问我，既然八段锦的功效如此强大，你为何还要将其改编呢？其实，从八段锦诞生之日起，人们就根据健身需要进行过无数次的改编。而我之所以要改编八段锦，是因为现代人的生活方式、体质状况、工作特点已与古人不同。如果仍依照古法进行锻炼，其锻炼效果是会打一些折扣的。因此，根据现代人的生活方式和体质状况，我把自己在健身方面的一点心得及现代健身方法融入这一古老的长寿术中，赋予八段锦新的功能。

我创编的这套八段锦与古代的八段锦相比，由于是根据现代人体质状况创编的，进行的是针对性锻炼，所以效果也更为明显。

67岁的张大爷成了医院的常客。他到医院既不打针也不吃药，可是从前的老毛病都没有了，腰也不疼了，精神状态那叫一个好。情况是这样的，张大爷参加了该医院"新八段锦"免费培训班，每周二、周五下午来医院，在医生的指导下练习半天。张大爷对此可着迷了，不仅在医院学习时练，回家后还拉着老伴练。老伴最初很不乐意，但几天练下来，也觉得全身舒坦，心情也好了不少。

在医院的"试健身"期间，像张大爷这样的健身者不计其数，随着我在广播、电视、报纸、杂志及书籍方面的推广，新八段锦已越来越普及，甚至有的企业还把它作为工间操进行推广。现在，我郑重地把这套功法推荐给大家，希望大家能在练功中与健康同行。

这套功法与古八段锦相同,共分8式。

第一式:双手擎天俏颈肩

【动作提要】两脚开立,稍宽于肩,马步微蹲,双手从胸前托起,于面前翻掌,手心朝天举起,两手与耳平行,眼睛从手指尖看天,维持1~2分钟。双手擎天俏颈肩,可改变颈部运动模式,增强颈部肌群的力量,预防肩部功能退化,对肩周炎有康复作用。

第二式:左右开弓胸襟来

【动作提要】一只手的食指朝天,手臂在体侧伸直,呈直弓状;另一只手放在体前呈拉弓状,弓从头上拉开,要求上体屏气用力,左、右开弓各20次。很多疾病与体内脂肪过量有关,运动能调节身体肌脂比例,使人变得有力。

第三式:双臂拉举揉脏腑

【动作提要】两脚开立,稍宽于肩,马步微蹲,双手如同拽拉一根皮筋。在体前,一只手向上,一只手向下,用力拽拉(图37)。做这个动作时要求身体直立,手臂拉开时形成身

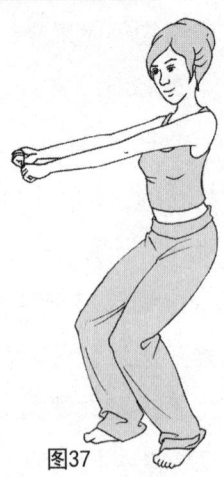

图37

体的抻拉感觉,双臂在抻拉过程中对整个脏腑形成特殊的活动,对内脏的血液循环起到良好的推动作用。双臂拉举揉脏腑,减少内脏挤压,保持脏腑健康。

第四式:回头远望脊柱坚

【动作提要】做这个动作首先要体会眼睛的感觉,身体追随着眼睛做垂直转动。身体转到正后方时,双手搭凉棚远眺,保持回头远眺2~3秒,然后用另一只外眼角带动身体向对侧转动。"回头望月"关注腰部锻炼,减轻运动模式单一导致的腰痛问题。

第五式:摇头摆尾驱心火

【动作提要】两脚开立,稍宽于肩,马步微蹲,双手手心朝下,拇指朝外扣抓大腿,挺胸塌腰向前看,用头引领躯干,体会钻圈的感觉,使整个躯干似蛇形左右摆动。在摇头摆尾的过程中,使整个脏腑和躯干运动起来,有驱除心火的作用。中医认为,心火是温暖全身的主要热量内源,如果失去控制,火性浮炎于上,就出现病症。

第六式:双手攀地固肾腰

【动作提要】两脚开立,与肩同宽,双腿直立,双手扶住大腿,这时大腿后群肌肉有抻拉的感觉。双手抓住小腿,扶住脚面,最后双手完全触地。双手能触

及的极限是自己的最佳锻炼点，循序渐进坚持锻炼，直到双手可以触地。双手触地对下肢血管有抻拉作用，有助于固肾腰和锻炼腿部的柔韧性，运动能力由此得到锻炼。

第七式：马步冲拳祛倦怠

【动作提要】两脚开立，马步深蹲，大腿尽量与地面平行，双手放于体侧，拳心朝上。冲拳时可以是掌式，也可以是拳式（图38、图39）。出拳出到七分为好，要求用身体发力带拳而出，可以夹带吼声，冲拳使人热血沸腾，吼声让人心情开阔。马步冲拳祛倦怠，通经活络，血液流畅，倦意全消，对缓解心理压力大有帮助。

第八式：磕磕足跟健年年

【动作提要】身体直立，双手叉腰，两脚完全靠拢，脚尖分开，使足跟抬起，再用力下落，形成足跟磕地的状态。这种振动通过双腿传至盆腔、腹部，对腹腔和盆腔器官形成良好的振动。再把足跟抬起、下落、磕地，振动沿躯干传至后脑，这种振动对身体产生全面的良性刺激。将足跟提起适力落下，认真体会振动传至小腹、脊柱、后脑，这种刺激对健康有益，磕磕足跟健年年。

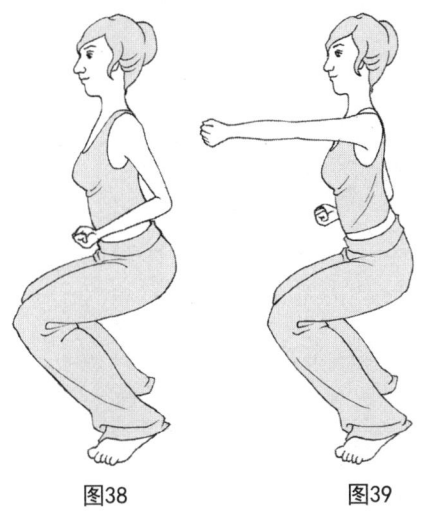

图38　　　　图39

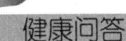

健康问答

1. 八段锦对减肥有效吗？最近看张淳淳的书里面有介绍，不知有没有效果？

八段锦第六式"两手攀地固肾腰"有很好的减肥功效，练习第六式能刺激肾脏。中医认为，肾脏主要和身体中的水有密切关系，练习此式有助因水肿发胖的人。此外，由于进行此式时需要腰部动作配合，所以能够帮助收减腰围。

2. 我只知道八段锦一般是早晨做，但不知道晚上能否做八段锦，对身体有无影响？

八段锦有很多版本和多种导引法，其中床上八段锦不宜睡前练习，下午5时至7时练习比较好。

3. 赵老师，我的工作需要长时间坐着，现在坐一会儿腰就疼，我该做一些什么样的运动来缓解疼痛呢？

大步快走或慢跑，每天30分钟，每周5~6次。全身的肌肉锻炼应以腰部作为重点进行练习，如健骨操、新五禽行、新编八段锦中有关腰部的锻炼都可以，还可以利用哑铃等器械进行强度更大的锻炼。

3 五禽行：
会行走的五禽戏

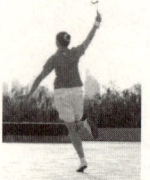

"五禽行"是以"五禽戏"中的五禽动作为基础创编的，分为虎行、鹿行、鹤行、猿行、熊行五大部分，既包含了五禽戏的健身作用，又把大步走的健身作用融入其中。因此，健身效果同样不凡，尤其对上班族的亚健康状态有明显的改善作用。

下面介绍的这套"五禽行"，是在我国五禽戏的基础上创编的。提到五禽戏，不能不提到华佗。华佗在中国医学史上的重要贡献有两个：一是发明了麻醉剂"麻沸散"；二是创编了"五禽戏"。那么，五禽戏是怎么创编出来的呢？

我国很早就有模仿动物动作健身的传统，《艺文类聚》卷七十五中记载了这样一个例子：魏晋城阳有个叫郄俭的人，一次去打猎，不小心坠入一个空墓穴中。他在里面饿得不得了，不久看见墓穴中有一只大乌龟，"数数回转，所向无常，张口吞气，或俯或仰"。他听说乌龟能导引，于是就模仿乌龟的动作，很快就不再感到饿了。郄俭被人救出墓穴后，继续练习导引行气，传说"竟能咽气断谷。魏王召御览作拘，又作弃。置土室中，闭试之，一年不食。阔色悦泽，气力自若"。和上面模仿乌龟一样，华佗的"五禽戏"也是在模仿动物动作基础上形成的。

前两天有朋友问我，华佗的"五禽戏"为什么偏偏选择模仿虎、鹿、熊、猿、鸟这五种动物呢？这是因为这五种动物的生活习性各不相同，活动的方式各有特点，或轻盈灵敏，或沉稳厚重，或雄劲豪迈，或超凡独立，所以"五禽戏"集虎之威猛、鹿之安详、熊之沉稳、猿之灵巧、鸟之轻盈于一身，因此对身体的各个器官、关节、肌肉、脏腑等都能起到很好的保健效果。

而我的"五禽行"，则是以"五禽戏"中的五禽动作为基础创编的，分为虎行、鹿行、鹤行、猿行、熊行五大部分，既包含了"五禽戏"的健身作用，又把大步走的健身作用融入其中，因此健身效果同样不凡，尤其对上班族的亚健康状态有明显的改善作用。

1. 虎行

①虎行一式：双手似虎爪放在身体两侧，迈步之后保持身体垂直于地面，保持身体左右垂直转动。

②虎行二式：身体侧向前方，前手低后手高，虎身扭转，转到正前方时起身，重心下降，然后向侧方转身。

虎行可以利腰，避免腰肌劳损、椎间盘滑脱。42岁的焦女士就职于银行，常年坐在柜台前办理业务，半年前总觉腰背疼。前不久，她感觉无法弯腰，每晚睡觉都睡不好，遂到市中医院就诊，确诊为腰肌劳损。在中医院治疗了一段时间未得到改善，我让她用这个动作试试，结果效果非常好，后来她告诉我说，银行同事的腰肌劳损都是练这个动作治好的。

2. 鹿行

①鹿行一式：双手呈鹿角状放在面前，迈出脚，脚跟着地，脚尖勾起，双手伸向足尖。此动作要求慢慢俯身、慢慢抬起。

②鹿行二式：伸脚，足尖向外，双手置于头上呈鹿角状，身体向足尖方向侧弯，使腰肌一侧紧缩，另一侧拉长。一次练习10~15下。

鹿行利柔韧。抻拉韧带可提高腿部肌肉弹性和运动能力，锻炼膝关节、髋关节，降低关节疾病的发生，同时对下肢血管起到拉伸作用，增加其弹性。柔韧性对我们是非常重要的，大家都见过竹子吧，东风来西倒，西风来东倒，风过之后，仍旧毫发无损。2008年南方的雪够大吧，可是与其他树木相比，竹子的损失是最小的。人也是如此，在体质四大训练中就包括对柔韧度的训练。

3. 鹤行

①鹤行一式：身体挺直，双手如展开的鹤翅，体会颈部、背部、腰部肌肉绷紧的感觉。

一条腿向后抬起不能屈膝。每个动作坚持4秒钟以上。

②鹤行二式：双手交叉于体前，抬手置于头顶，似高伸的鹤颈。然后双手打开伸向侧方，腿向前伸直着地。此动作每天坚持做10~15次。

鹤行利脊柱。通过大鹏展翅的动作，达到对颈部、后背、腰骶肌肉的练习，从而提高脊柱的运动能力，对颈椎、脊柱等骨关节问题的康复有一定效果。我有个朋友患腰椎间盘突出已7年多，我让他试着用这个动作锻炼。每天练半小时，到目前为止再没有痛过。

4. 猿行

①猿行一式：手心向下，十指相对，拇指向外，双手扣在膝盖上。然后挺胸塌腰，目视前方缓缓而行（图40）。每天坚持50~100步。

②猿行二式：身体侧对前进的方向，手贴身，手指伸向地面。此时双腿跨到最大幅度，大腿蹲至与地面平行（图41）。每天坚持40~50步。

猿行利腿。腿部锻炼非常重要。因

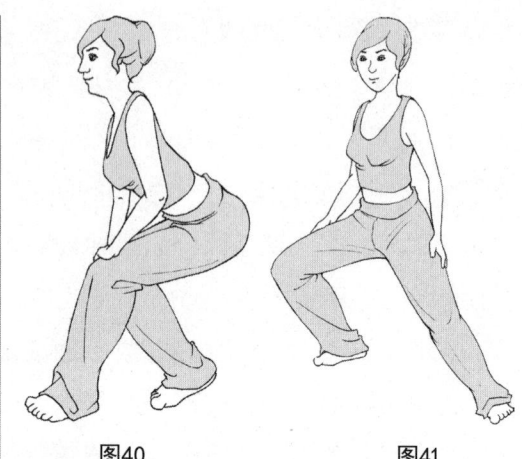

图40　　　　图41

为我们50%的骨骼、50%的肌肉、50%的血管、50%的神经都集中在两条腿上，所以人只要是站着或坐着，不是躺着，50%的血液集中在下半身。另外，12条经络有6条在腿上，所以猿行动作对人体机能的影响是非常大的。

5. 熊行

①熊行一式：前手用虎口捶打到胸部的上1/4处，后手用虎口捶打腰部，左、右交替。每天捶打5分钟左右。

②熊行二式：双手由体前摆至最高时，用手心叩击颈肩。然后双手绕到体前，用手弹打腹部。每天弹打3~5分钟。

熊行利循环。循环系统的重要性是不言而喻的。有这么一句话：要健康必须从循环系统抓起。这个动作对肺、对循环系统都有很好的锻炼作用。

健康问答

1. 我的脚踝骨关节骨折了，不能下地走，现在肌肉萎缩了，应该怎么练习？

建议在身体条件允许的情况下练习健骨操，尤其是针对脚踝的练习，如提踵练习、大步走中的"弹着走"及新编"五禽行"中的鹤行。

2. 赵老师，我是一名强直性脊柱炎患者，现在靠药物维持，不知如何锻炼可以早日摆脱痛苦？

你可以做单脚后背这个动作，每天3~4次，每次3分钟。另外，做"五禽行"中的虎行，每天左、右各行50步。

3. 之心老师，几年来我的颈椎一直不好，每天都是晕晕乎乎的。看了您的锻炼颈椎的节目，坚持做了几个月，效果可好了，现在一点痛苦都没有了，真是感激您。我还想请教您一个问题：我现在身体基本健康，但是每天早上起床下地或坐久了起身时腰就疼得直不起来，非得活动一会儿才行，这是腰有毛病了吗？

"五禽行"中的鹤行、虎行、鹿行对腰部都有很好的锻炼效果。

4 学做健骨操，远离骨疾患

运动能使骨骼更健康吗？运动能使骨关节疾患康复吗？我在初创这套健骨操的时候，身边的很多人都不相信，认为我是痴人说梦，就连运动者也怀疑。但经过一段时间的锻炼之后，架着双拐的人能"举步如飞"了；曾经对自己骨关节疾患心灰意冷的患者变得信心十足了。锻炼后明显康复的人相信科学运动能够使骨骼更健康，能使骨关节疾患康复。

近年来，骨关节疾病患者越来越多，这种现代生活中的顽疾似乎让"老年人=骨关节疾病"这一等式成立。其实，骨关节疾病早已不是老年人的专利，越来越多的中年人、青年人，甚至在学校学习的青少年，因为长期不良的生活方式，使得这一疾病提早发生。

在经常参加体育运动的人群中，有些人的骨关节疾病"神奇"般地康复了，然而有些人的骨关节疾病却越练越受伤。为什么同样的运动有时会使人康复，有时也会使人受伤？深入研究后我发现，只有科学的运动方式才能促进健康，才能使人免受骨关节疾病的伤害。

从20世纪末开始，我就对骨质疏松、骨关节功能减退、骨代谢性疾病的康复方法和康复手段进行了系统研究，经过这几年的努力，编创了这套健骨操。

通过大量的实践，许多骨关节患者在接受专门的训练之后，症状和不适得以明显减轻，甚至得到解除，尤其是对颈椎病、肩周炎、腰椎病、股骨头坏死、膝关节病、肢体运动障碍等疾病效果最为显著。

我通过上千场大型讲座和演示活动，各种媒体把我的这套健骨操带进了学校、机关、社区，不断地介绍给大家，也希望大家通过健骨操的练习，甩掉各种骨关节疾患带来的痛苦与不适，真正达到强身健体的目的。

如果有人问我，这套健骨操是否是最好的，我回答肯定不是，我认为它是一块砖，更希望这块"砖"引出更多、更好的"玉"来为大家服务。

1. 头部运动操

【锻炼部位】头颈部。

【锻炼方法】双脚开立，与肩同宽，脚尖向前，头部依次向上、下、左、右四个方向活动，做2个八拍。

2. "10点10分"操

【锻炼部位】肩部、颈椎。

【锻炼方法】双脚开立，与肩同宽，脚尖向前，双臂向两侧水平伸直，向上抬起，呈钟表的"10点10分"状，再恢复到水平伸直的状态，反复练习，做8个八拍。

3. 单脚站立操

【锻炼部位】腰部。

【锻炼方法】双手叉腰，身体直立，左腿向后离地绷直（图42），做2个八拍；换右腿向后离地绷直，

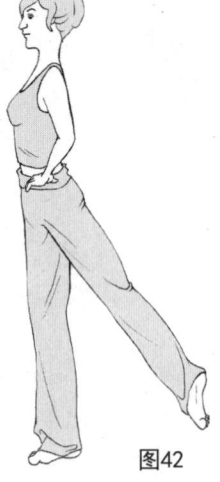

图42

做2个八拍。

4. 肩部运动操

【锻炼部位】肩部关节。

【锻炼方法】双脚开立，与肩同宽，脚尖向前，左手伸直，右手弯曲，夹住左手肘关节，右手不断用力向后，练2个八拍。右手抬起伸直（与地面垂直），左手从前面夹住右手肘关节，不断向后，练2个八拍。保持这个姿势，右手弯曲，指尖向下，左手按住右手肘关节，不断用力向下压，练2个八拍。右手伸直，左手弯曲，按住右手肘关节，左手不断用力向后，练2个八拍。左手抬起伸直（与地面垂直），右手从前面压住左手肘关节，不断向后，练2个八拍。保持这个姿势，左手弯曲，指尖向下，右手按住左手肘关节，不断用力向下压，练2个八拍。

5. 旱地划船操

【锻炼部位】肩部、背部。

【锻炼方法】双脚开立，与肩同宽，脚尖向前，上身前倾（不要撅屁股），双臂向前，水平伸直，握拳，用力向后、向肩部靠近，挤压背部肌肉，反复练习，练2个八拍，1拍做1次。保持挤压背部肌肉的姿势、静止，练2个八拍。

6. 翻手腕操

【锻炼部位】腕、肘、肩。

【锻炼方法】双脚开立，与肩同宽，脚尖向前，双臂向前水平伸直，手背相对，左、右手前臂交叉，右手放到左手旁，十指交叉，向内翻转伸直，再返回，练习2个八拍。左手放到右手旁，十指交叉，向内翻转伸直，再返回，练习2个八拍。

7. 手指操

【锻炼部位】手指关节。

【锻炼方法】双脚开立，与肩同宽，脚尖向前，双臂向两侧水平伸直，两手张开，腕关节向下，掌心向外，手指从小手指开始依次向里握拳，翻转向上，用力向外，从大拇指开始依次张开翻转，掌心向外，用力向外。

8. 弯腰触地操

【锻炼部位】腰腹部、腿部。

【锻炼方法】双脚并拢，弯腰，尽量使指尖或掌心触地（图43），根据自身情况

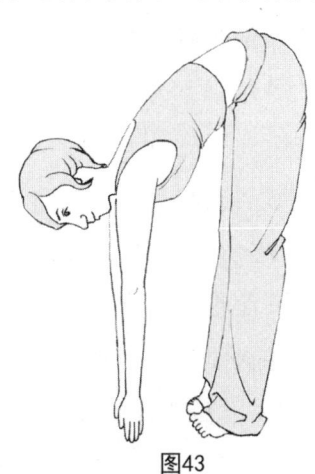

图43

练习。老人可坐在地上，手向脚尖延伸。

9. 隔墙看戏操

【锻炼部位】颈椎、脚踝、小腿。

【锻炼方法】双脚并拢，脚跟抬起，颈部尽量向上（好像隔着一堵墙在向外看）。练4个八拍。

10. 千手观音操

【锻炼部位】手指关节、肩关节、小腿。

【锻炼方法】双脚并拢，脚跟抬起，手指的第一、二关节不断弯曲、伸展。手的活动轨迹，从身体前面由下向上从两侧落下，循环做。在手指活动的同时随着节奏脚跟颠起。练习4个八拍。注意：脚跟不能着地。

11. 膝盖半蹲操

【锻炼部位】膝关节。

【锻炼方法】双脚开立，与肩同宽，脚尖向前，膝盖弯曲（微弯）站立。练习8个八拍。

健康问答

1. 赵老师，我今年36岁，这一年白发多了许多（我家有遗传），请问有什么好办法控制并减少吗？好像听说十指梳头有好处，是这样吗？看您的头发很黑，是染过的吗？如不是，那您是怎么保持的呢？

我的头发不是染的，这是多年保持的结果，运动和均衡饮食是其关键。十指梳头的确对保养头发有好处，如果再配合有效的运动，尤其是腿部的运动，如大步走、慢跑、爬山、骑车等，效果更好。

2. 赵老师，我的双手腕总是怕寒气，尤其是现在这个季节，摆动时还有骨骼摩擦的"嘎吱"声，不知道是什么原因，该怎么锻炼呢？

首先要进行慢跑、大步走等有氧运动，提高血液品质，让身体的远端部位得到很好的血液和营养供应；其次，可以做健手操，针对手部进行锻炼。另外，可以进行全身的骨骼肌肉锻炼，提高身体素质。

3. 赵老师，我母亲年初乘车时摔倒了，手触地，大拇指骨折，搽过一些中药酒，还有白药，肿胀消了，但是至今拇指往外伸仍有刺痛感。拍X光片，见有骨质增生。另外，我父亲发现腰椎有骨质增生，站立时间超过20分钟或者走路时间一长，就感觉疼。像我父母的情况，不知怎样锻炼来改善，饮食上有要注意的吗？有必要多喝些骨头汤吗？

对于你父母的情况，有针对性地练习健骨操中的手部及腰部即可。在日常的饮食中宜避免过分油腻或含脂肪过高的食物。

4. 之心老师，我妈右手指关节疼痛，医生说是骨关节炎，请问如何治疗和保护？

健骨操中有一节手指操，让你母亲每天坚持做2~4次就可以了。

5. 赵老师，我有类风湿病，按照《让你的骨骼关节更健康》一书的方法练习，3天即感觉精神好，2周就有效果，现在练了1个月有余，真的改善了症状，改善最差的是左肘关节。希望知道还有更多更好的锻炼方法吗？

你要加上大步走、慢跑等有氧运动，每周4~5次，每次30分钟左右。另外，针对肘关节进行专门的锻炼，包括前臂、手臂的锻炼。

6. 之心老师，看了您的节目觉得都很好，可是那么多要练的，不知道练什么好了，五禽行、新编八段锦、大步走，全练还是练一样呢？

选择适合自己的锻炼，并坚持进行。

7. 赵老师，我现在天天坚持走路锻炼，但是前两个月右胳膊酸，右手没劲，拿不起东西来，大夫说我得了"网球肘"。赵老师，我该怎样锻炼？

强身健骨操中有关肘部锻炼的方法，你可以参考并进行锻炼。

Part4
快乐健身一箩筐：
上厅堂、下厨房的健身运动

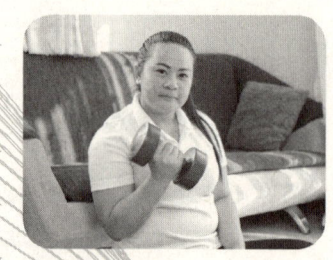

运动非得要全副武装、抽出一段专用时间吗？"没时间"永远是很多人的困扰。如果你实在太忙，就试着让运动与生活交融，那么运动健身也就没有时间限制了。本章针对居家活动方式设计了一些健身小动作，这些动作简单易学，但效果惊人，只要不偷懒，加上适当的饮食控制，效果会很快呈现出来。

1 清晨醒来，床上运动轻松一试

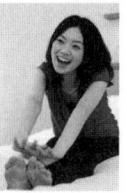

俗话说，一日之计在于晨。每日早晨起床前，坚持做几个简单易行的动作，不但有助于全天精力充沛，提高工作效率，而且有利于增强身体素质，促进身心健康和延年益寿。

清晨醒来一睁眼，翻身下床，穿衣叠被，梳洗整理，做早饭，张罗孩子，然后匆匆出门，这恐怕是很多中年人的晨曲写照。

不仅仅是中年人，大多数人的时间安排都非常紧凑，尤其是早晨。要说清晨先别忙起床一定会让人不可思议，这是为什么呢？

人在夜间经过长时间的睡眠，清晨醒来一睁眼，大脑的交感神经兴奋中枢并未马上启动，全身血液循环依然较为缓慢，肌肉韧带处于松弛状态，血压体温也有所下降，如果此时立即翻身起床，极易产生体位性低血压症。这种情况生活中极为普遍，如有的卧床老人突然起立或蹲位起立时，会出现眩晕、眼前发黑、面色苍白，甚至昏倒，经过片刻休息便可以恢复常态。

睁开眼不起床，难道"赖床"不成？当然不是，而是要先做一些"热身"锻炼，迎接新一天的到来。

俗话说，一日之计在于晨。早晨起床前，坚持做几个简单易行的动作，不但有助于全天精力充沛、提高工作效率，而且有利于增强身体素质，促进身心健康和延年益寿。

1. 搓搓脸

早晨睁开惺忪的睡眼后，人们习惯用手指背揉揉眼皮，这对清醒头脑有一定的作用。但这还不够，揉眼后不妨双手搓搓脸，最好先用双手中指揉揉迎香穴（图44）。然后再上行搓到额头，继而向两侧分开，沿两颊下行搓到额尖会合处。如此反复搓脸20次，有促进面部血液循环、增强面部肌肤抗风抗寒的能力，以及醒脑和预防感冒之功效。天长日久，还有减少面部皱纹、永葆青春容颜之益。

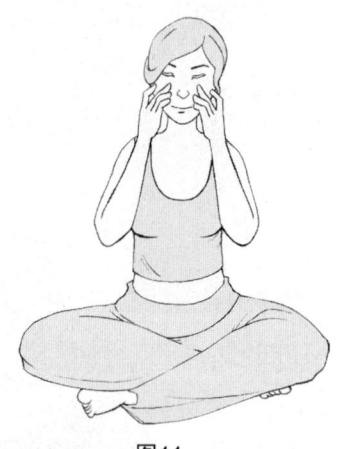

图44

2. 转转眼

运转眼珠，宜平心静气、不急不躁地进行。先左右，后上下，各运转10次。有提高视神经灵活性、增益视力和减少眼疾之功。

3. 叩叩齿

轻闭嘴唇，上、下牙齿互相叩击36次，间宜旋舌，以舌尖舔动上腭数次，能促进口腔、牙床、牙龈的血液循环，增加唾液分泌，从而起到清除污垢、提高牙齿抗龋能力和咀嚼功能等。

4. 挺挺腹

平卧，伸直双腿，做腹式深呼吸。深吸气时腹部向上挺起，呼气时松下。反复挺起10次以上。可增强腹肌弹性和力量，预防腹壁肌肉松弛、脂肪积聚腹内，并有提高胃肠消化吸收功能之益。

5. 提提肛

聚精会神地提肛门10次以上，可增强肛门括约肌的力量，改善肛周血液循环，预防脱肛、痔疮等症。

6. 梳梳头

坐在床上，以双手十指代梳，从前额梳到枕部，从两侧颖颊肌梳到头顶（图45），反复指梳数十次，可改善头发发根的血液营养供应，减少脱发、白发，促进头发乌亮，并能醒脑爽神、降低血压。

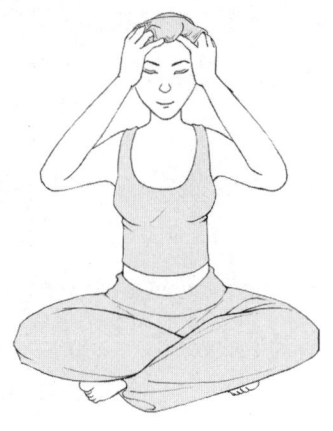

图45

7. 弹弹脑

坐在床上，两手掌心分别捂住两侧耳朵，用食、中、无名指轻弹后脑壳，可听到"噗噗"声。每侧弹击20下，有除疲、止晕、增听力、治耳鸣的作用。

8. 猫猫身

趴在床上，撑开双手，伸直合拢双腿，翘起屁股，像猫儿拱起脊梁一样用力拱拱腰，再放下高翘的屁股（图46、图47）。如此反复15次。可锻炼腰背、四肢的肌肉和关节，促进全身气血流畅、关节疏利，且有防治腰酸背痛之益。

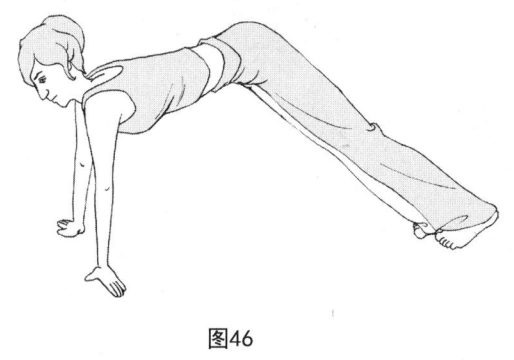
图46

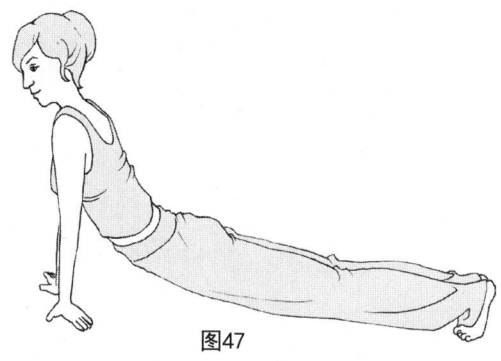
图47

健康问答

1. 赵老师，起床后脸部浮肿是有什么病吗？

一般健康人在早晨醒后也可能出现轻度的浮肿，但起床活动后，浮肿现象应在20分钟之内彻底消失。如果清醒后，面部仍有明显的浮肿，特别是眼睑浮肿，提示患者有肾病或心脏病，有此症状者应到医院检查肾脏及心脏。

2. 赵老师，最近起床后都是晕晕的，是不是身体哪儿不舒服？

正常情况下，早晨起来时应该感觉头脑清醒。如果晨起后感觉昏昏沉沉的，或者有头晕现象，可能是颈椎骨质增生，压迫颈椎动脉，影响大脑血液供应。另外，人在血黏度增高时血流减慢，血氧含量下降，以至于大脑供血供氧受到不良影响，而血黏度的高峰值一般出现在早晨。所以早晨头晕、头昏者有可能患有颈椎病或患有高黏血症。你可以试试"10点10分走"和"10点10分操"以及大步走等健身方法，看效果如何。

3. 我今年56岁了，晨起后全身关节不灵活，请问这是什么原因？

这种症状叫做"晨僵"，这说明你可能患有类风湿、风湿或骨质增生等疾病，健骨操中介绍的健身方法都适合你。

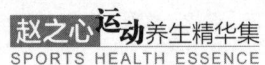

2 科学洗脸，是最好的保养品

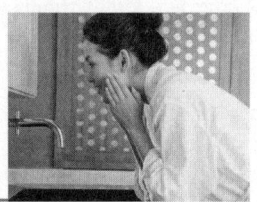

洗脸对延缓脸部皮肤衰老、保持脸部肌肉丰满、富有弹性很有效果，而且对于脸部各器官可产生按摩保健作用，促进血液循环，保持脸部红润有光泽，起到美容的作用。

脸部是人体各个部位中活动量较少的地方，除了哭和笑等感情的表露外，平时得到运动的机会比较少。"脸是要天天洗的"。洗脸是人们较有规律的日常生活，大概无人不会。而洗脸恰恰是对脸部唯一的外部运动刺激，对于延缓脸部皮肤衰老、保持脸部肌肉丰满、富有弹性很有效果，而且对脸部各器官可产生按摩保健作用，促进血液循环，保持脸部红润有光泽，起到美容的功效。

据说，以"垂帘听政"而闻名遐迩的慈禧太后，其暮年仍然是容光焕发、仪态万方，花容月貌不减当年，与同龄的妇女相比确实要年轻很多。究其美容秘诀，除了多年食用美容食物外，更重要的是她经常用玉尺在面部按摩。慈禧太后有一根短而圆的精制玉尺，爱不释手，一有闲暇时间，就用玉尺在面部来回滚动，常年坚持，达到了玉容常驻之效果。

上海有一位百岁老人汤先生，虽然饱经百年风云，至今仍然身板硬朗，满面红光，全无老态龙钟之状。时至今日，他看书从不戴眼镜，这位老人的健身方法之一就是擦脸。

由此可见，洗脸也是美容的良方。其实，洗脸不仅仅能够美容，还有很多重要的功效，如预防老年痴呆、保健视力等。

1. 预防老年痴呆洗脸法

干梳头、干洗脸对预防老年痴呆很有益处。具体做法如下：

①坐在床边，上身端正，含胸拔背，呼吸自然，叉开双手，十指做梳头状，罩满头顶及两侧，从头的前额到后脑，反

复梳36次。

②坐在床边，上身端正，含胸拔背，呼吸自然，弯曲双手指，轻叩头部，从头的前额至后脑，反复叩36次。然后用10个指尖重复轻叩整个头顶36次。

③坐在床边，上身端正，含胸拔背，呼吸自然，手指并拢成掌，用单手掌轻叩头顶百会穴36次。

④坐在床边，上身端正，含胸拔背，呼吸自然，闭目。调整呼吸，随后用双手中指按摩面部两侧的太阳穴1~2分钟。

2. 保健视力洗脸法

身体自然之力，双手相叠，放于小腹，含胸拔背，全身放松，调整呼吸。面向初升的太阳，紧闭双目，让阳光沐浴双眼片刻，而后眼球先按逆时针方向旋转360°，旋转36次；再按顺时针方向旋转360°，旋转36次。最后睁眼凝视远方1~5分钟。

3. 强体美容、预防感冒洗脸法

人们大都有打哆嗦和起鸡皮疙瘩的体验，其实这是人体御寒的本能反应。打哆嗦能使体内快速产生大量热能，起鸡皮疙瘩可以减少体内热能的散发。体质弱的人不能抵御风寒，但是通过锻炼，可以提高机体的耐寒性，冷水洗脸便是一种很好的锻炼方法。

①最好从夏季开始用冷水洗脸。

②刚开始洗脸可用温水，逐渐增加冷水。

③用冷水洗脸时，一定要用手捧冷水将脸搓热。

④脸上有汗时不宜马上用冷水洗，应待汗干后再洗。

此外，洗脸时还可将脸浸入冷水中。具体方法是：准备半盆冷水，站立于冷水盆前，先用手掌将面部搓热，尽量使搓热面积大一些。然后深吸一口气，将脸浸入水中，但不能让双耳浸入。随后匀速缓慢呼吸，尽量做到呼吸时间长一些。一口气呼吸完，立起身，休息片刻，再进行第二次。一般可重复3~6次，也可根据自己的身体状况而定。

4. 使关节轻松洗脸法

洗脸前，身体直立，双手自然垂于身体两侧，双脚分开10厘米，随后双手背后，左手握住右手腕，放于腰部（图48），调整呼吸。

①转动脖颈，先左后右，各转6~9圈。

②身体直立，双手自然垂于身体两侧，双脚分开10

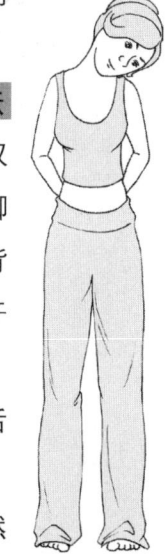

图48

厘米，随后转动腰部，依照先左后右的顺序各转9~36次。由于两脚距离近，两腿并拢，脚腕同时旋转（图49）。

③身体直立，双手自然垂于身体两侧，双脚距离10厘米。随后将双手提于胸前，双臂伸直与肩部同高，旋转手腕（图50），先向内旋转，后向外旋转，一般9~18次。

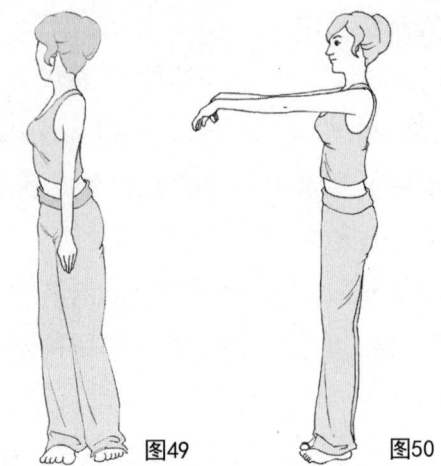

图49　　图50

健康问答

1. 经常用热水洗脸会生皱纹吗？

如果用热水洗脸过勤，会让皮肤产生皱纹。因为热水会使皮脂腺受到伤害，不能及时补充皮肤所需要的皮脂，导致细胞外露、水分丢失，而使皮肤干燥产生皱纹，所以最好少用热水洗脸，最佳温度在30℃左右。

2. 多洗脸可以防"青春痘"发生吗？

经常用热水和冷水交替洗脸，同时配合刺激性不是很强的药物香皂，可以有效地去除面部的油脂和毛孔堵塞物，使皮脂分泌通畅，起到消炎、杀菌的作用，对防止"青春痘"有一定的帮助，但不宜洗得过勤，洗脸时也不要太用力，以防损伤脸部皮肤。

3 边看电视边健身，水桶腰变水蛇腰

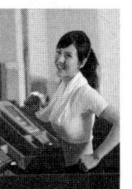

对现代人而言，工作之余，欣赏一台引人入胜的电视节目，如此轻松地度过闲暇时光是一件很惬意的事情。但是很多人在享受过后抱怨：沉迷于看电视所付出的代价太大了，身材在悄悄走样！学会在看电视时做一些健美小动作，既不耽误看电视，又可保持娇美的形体。

每到晚上，电视机成了许多人离不开的伙伴，精彩的节目会紧紧地吸引住人们的视线。但是，正当看得起劲的时候，突然插播的一大堆商业广告令人大倒胃口，不少人为此抱怨不已。其实这样的抱怨既无用，也无益，不如趁此机会养养身心，如闭目片刻，让眼睛稍稍休息一会儿，或站起来活动一下身体，使气血得以畅行。这样既解除了焦躁烦恼，又锻炼了身体，何乐而不为呢？

一位朋友的女儿在我的指导下，利用看电视的时间成功地"动"掉了她的水桶腰。

朋友的女儿是一位矮小微胖又可爱的女生，她的困扰是腰部较粗，穿什么衣服都不好看，希望我能帮她把腰瘦下来。我让她做3个动作：

①坐下来，弯起一只手，抓住脚踝（图51）。

②一直把脚拉向脸的方向（图52）。

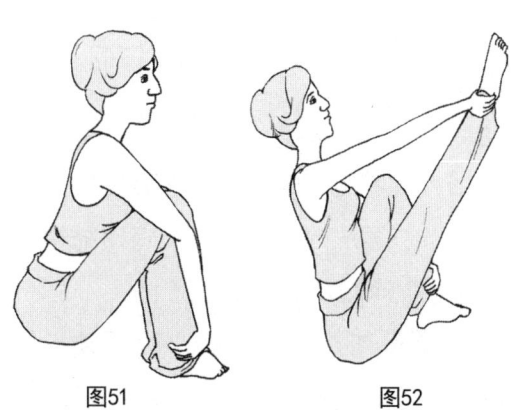

图51　　　　　图52

③维持这种姿势20秒钟，然后换脚，左、右反复做2次。

这个方法的秘诀是扭转上半身，让腰部得以运动，也可以锻炼腹部肌肉，并达到使大腿结实的效果。当然，最大的效用还是使腰部纤细。

另外，看电视时可以做些比较平和的运动，例如一边看电视一边踏步走，也可以反复练习"起立、坐下"。这些动作既可以让肢体得到运动，又不会影响看电视。若插播广告时间较长，可以做做简易的眼保健操，则更有益处，特别对于少年儿童来说尤为重要。它不仅可以促进眼部血液循环、消除眼睛疲劳，还可以防治弱视、近视、散光等多种眼病。

眼保健操的做法

①掩目运眼：取坐位或立位，双手盖住双眼，掌心正对眼球，眼睛睁开，眼球先按顺时针方向旋转片刻，再按逆时针方向旋转片刻。最后将手放开，眼睛平视片刻。

②揉目：双目轻闭，先用两手食指、中指、无名指三指指腹分别轻轻按揉眼球片刻，再从内眼角向外眼角横向推摩眼睑3~5次，然后张目平视片刻。

③眼周按摩：轻闭双目，以双手食指、中指、无名指三指指腹分别轻轻按摩眼眶及其周围片刻，然后张目平视片刻即可。

这套简易的眼保健操，也可在看电影、看戏等过程中抽空练习。

另外，当感到困倦疲劳时，也可以坐在座椅上做一下消除疲劳操。这样不但可以锻炼肌肉，还可以促进血液循环，改善机体新陈代谢。做操后，你会明显感到精神振奋、头脑清醒。具体做法如下：

坐在椅子上，双手十指胸前交叉，掌心向外，双臂用力向前推出，坚持片刻。

双臂上举过头，掌心向上，目视手背，坚持片刻后，双臂左、右摆动，带动腰部左、右侧弯曲数次。

交叉双手，从枕部移至胸前，掌心向胸。左腿屈膝上抬，用双掌扳住膝部，用力拉向胸部，坚持片刻后，再换右腿重复上述动作。

扳过右腿后，伸直双臂，掌心向前，再低头弯腰，以交叉的双掌下触脚尖，反复数次。

双掌下触脚尖数次后，腰背挺直，两手分开，从体侧扶住椅面两边，用力下按和上扳数次。然后头向左、右缓慢地转动数次，两手互相揉搓一会儿，即可停止。

健康问答

1. 赵老师，我父亲今年62岁，从年轻就坚持每周3~5次游泳锻炼，退休后每天上午、下午、晚上在小区里散步，每天3~4小时，身体情况还可以。但有家族遗传性高血压，靠药物控制在正常水平，每年体检正常。3个月前，我父亲开始左脚跟疼，走路不能完全着地，上个月才告诉我这个情况。我查了一些信息，让他多用热水泡脚按摩、多吃蹄筋，虽然稍有缓解，但依然疼痛。今天他去医院检查，拍片后认为脚部有骨质增生和轻微的动脉粥样硬化。赵老师，这样的情况如何调整锻炼才能辅助治疗并控制病情呢？

你让他做这样一件事：每天坐在椅子上时，没事就用脚后跟磕地，一下一下地磕，不要太用力，也别太轻。另外，每天早、晚各做200次提脚跟锻炼：手扶椅背，用力把脚后跟抬起到最高点，稍停留，然后放下，连续做。这是针对他脚后跟疼的锻炼。另外，针对他的骨质增生和高血压，让他参加大步走锻炼和健骨操锻炼（或者力量锻炼），每天锻炼50~60分钟。

2. 有人说，电视有辐射，对产妇不好，也有人说没事，我想知道坐月子可以看电视吗？

坐月子可以看电视，但需要注意以下三点：

①要与电视机保持一定的距离，距离应该是电视机屏幕对角线长度的3倍以上。

②适当控制看电视的时间，最好不要超过1个小时，要注意多活动。

③电视机摆放的高度要合适。

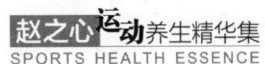

4 失眠勿怪床歪，睡前健身帮你入眠

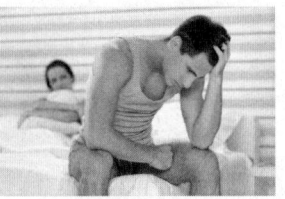

一 提到运动，人们想到的多是气喘吁吁、挥汗如雨的场景。其实，并非所有的健身运动都要大动干戈，这套"睡前健身法"，也许能够改变你对健身的印象——健身原来可以这样轻松。

要消除疲劳，就要学会休息。列宁说过，不懂得休息就不懂得工作。休息就是对身体的修补，不少长寿老人的经验就是睡觉。美国石油大王洛克菲勒创造了两项惊人的世界纪录：他赚到了当时全世界为数最多的财富；活到了98岁高龄。他的长寿秘诀就是睡觉，而且睡觉的时候，就是美国总统打来的电话也不接。

那么，怎么样才能使自己睡得好呢？

在美国睡眠失调协会上，新泽西州州立大学的马克·萨尔斯曼教授宣读了一项研究报告，认为睡前适量运动可以改善失眠，并且可以大大提高睡眠质量。

一提到运动，人们想到的多是气喘吁吁、挥汗如雨的场景。其实，并非所有的健身运动都要大动干戈，下面介绍的这套"睡前健身法"，也许能够改变你对健身的印象——健身原来可以这样轻松。

1. 散步法

睡前散步10～20分钟，有助于入睡，同时血液循环到体表，睡后可使皮肤得到保养。

2. 睡前泡脚

广为流传的"饭后三百步，睡前一盆汤""睡前洗脚，胜吃补药"，都是有一定道理的。睡前泡脚的方法是：用45℃左右的热水泡10～20分钟。

3. 强壮心脏法

为了节约睡前的宝贵时间，在泡脚的同时，按压手心的劳宫穴，这会起到强壮心脏的作用。可用两手拇指互相按压，按压次数为50下。

4. 按压足三里穴

按压完手部的穴位后，再按压腿部

的穴位。足三里穴是强壮要穴之一，它位于外膝眼直下3寸，即小腿胫骨前缘外侧膝关节下4指宽处。用手指用力按压足三里穴，以感到麻胀为度。经常按压可增强机体的抗病能力，提高健康水平。

5. 壮腰健肾法

泡完双脚后务必擦干，以免着凉。为了保暖起见，也可以穿上干净的袜子。然后就可以进行睡前健身了——扭摆腰部。其好处是可以起到灵活腰部、保健肾脏的功能。

两腿开立，两手叉腰，上身向前稍倾，慢慢将腰部左、右扭摆（图53），动作逐渐加快，使腰部产生热感。

6. 按摩小腹部

活动之后马上躺到床上，面向天花板，全身放松，停止思考。将手放在丹田位置上，先按顺时针方向按揉36次，再按逆时针方向按揉36次。这样做有理气、助消化、健肠胃之功效。

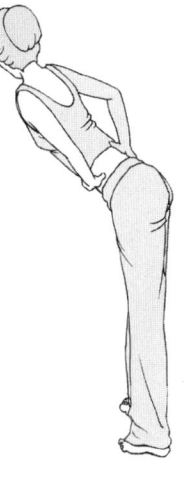

图53

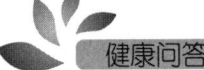

健康问答

1. 我在很多医学书上看到，最好不要在睡前2小时以内运动。但我过去的印象是，睡前可做些软身操，这样会影响睡眠质量吗？

大家都知道，白天多运动，对晚上的睡眠有正面帮助，运动也是对抗失眠的好方法。但在睡前2小时内运动的确有负面效果，不过这是针对有睡眠障碍的人说的。对于"很好睡"的人，随时随地都可以倒头就睡，当然不在此限。

睡前2小时内不要运动，指的是那些会让你心跳速率达到每分钟130下以上的过于剧烈的运动，例如借助骑脚踏车、跑步机等室内健身器材进行的运动。这类较剧烈的运动通常会使心跳加快、血压上升、肾上腺素分泌增加，较不利于睡眠。

2. 每天下班回到家中吃完饭，离睡觉的时间可能也不多了，若再扣除掉看电视的时间，想要在生活中增加些运动量，又怕影响到睡眠，该怎么办？

如果是这种情形，运动的时间不能太长。与白天运动不同的是，睡前运动之后，一定要留点时间做些缓和肌肉与调节呼吸的动作，不要立即停下来，可以用缓慢的动作并配合长长的呼吸慢慢停下来，并静坐一段时间，待心跳、呼吸都和缓后再上床睡觉。

另一个方法是，只做些和缓的软身操，如瑜伽等。当然在动作停下来之后，也要让肌肉与呼吸慢慢地和缓下来，不要带着剧烈的心跳与喘息上床，这样才不会干扰睡眠。

5 洗浴，让你的肌肉更健康

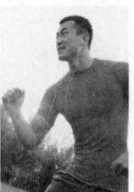

洗浴时，对感觉不适的部位进行热水冲淋按摩，如肘部、腕部、大腿、膝部和背部等，有很好的保健作用。早晨起床后最适合淋浴，这样可以唤醒身心，能精神饱满地投入到工作和学习中去。注意不要在过饱和过度疲劳时洗澡，洗澡时间不宜过长，洗澡前要让浴室空气流通。

忙碌了一天，洗个热水澡能够让疲惫的身体恢复过来。如果洗澡时做点"小动作"，不但能够加速缓解疲劳的程度，身体的一些小毛病也会很快好起来。其实，浴室也是锻炼身体的理想场所。因为我们既可以借助水的浮力让身体处于放松状态，又能够利用水的阻力自然地增加肌肉的负荷。很多长寿老人都懂得将洗浴当作健身方式。

马寅初是我国著名的经济学家、人口学家，一生遭遇坎坷，蒙受不白之冤长达几十年，但是他始终保持着强健的体魄，成为学术界罕见的"百岁寿星"，其健康长寿的奥秘在于一生重视体育锻炼。马寅初学过太极拳、太极剑，又擅长骑马、游泳等，但后来由于环境的变化和条件的限制都中断了。不过，睡前洗浴却是他坚持时间最长、收效最大的一个锻炼项目。

洗浴主要锻炼什么呢？最主要的是对肌肉的锻炼。在保持关节不动的情况下，四肢无需做出过大的动作，也不需要任何器械，无非是凭借浴缸的边沿或双手合拢等简单动作，即可给身体各部位的肌肉施加一定的力量，使全身的肌肉得到均匀锻炼。

1. 改善双臂皮肉松弛

①双手攥在一起，慢慢用力的同时，向左、右方向互相拉扯（图54）。一次5秒，左、右手交换位置，各做5次。

②面朝下，将左、右手分别抵在浴缸的两侧（图55），拿出要把浴缸向两侧撑开的劲头，逐步加大力量。每次15秒，共做5次。

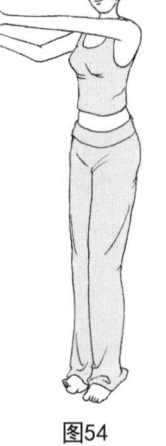

图54

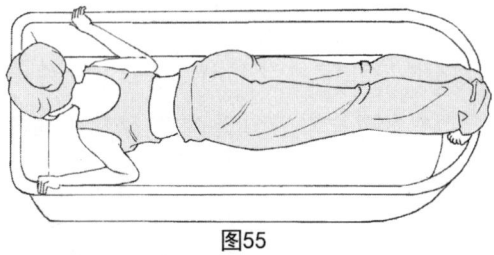

图55

2. 丰满胸部

双手手掌在胸前合拢，有意识地将力量集中在胸部肌肉上，同时用力将双手的掌心紧紧贴在一起。每次10秒钟，共做5次。然后双手攥在一起，两臂的肘部合拢，用力将肘部提高到胸部位置。每次15秒，共做5次。

3. 缩紧臀部

双手抓住实物，扭转上身，保持5秒钟的静止状态，同时将意念集中在臀部。左、右各做5次。

膝关节轻轻弯曲，将双脚的脚腕抬出水面，保持5秒钟的静止状态。做的时候要有意识地将力量集中在腹肌上。共做5次。

不仅是肌肉锻炼，通过下面这些小动作，全身都会得到放松与锻炼。

①热水冲洗拍打枕后：洗完头后，可边冲热水边拍打枕部和颈部，这是让枕部和颈部肌肉放松的有效方法。此方法还可使毛细血管扩张，增加头后部的供血量。

②松肩：在热水冲淋下，肩部做旋转、内收、外展等动作，同时对肩部进行揉按、拍打，以促进肩部血液循环，能有效地防治肩部疾患。

③温肾：用热水冲淋腰部，双掌在肾俞穴位置进行揉按搓动，然后慢慢向下揉搓至骶部，也可做些转腰、弯腰等动作。此法有温肾、补气的功效。

④温腹：按于肚脐上，随热水冲洗进行揉动，然后从膻中穴向中极穴进行按摩。此法能温腹固本，对消化、泌尿和生殖系统有很好的保健作用。

⑤揉肚子治便秘：洗澡时用手掌在腹部按顺时针方向按摩，腹部一鼓一收，大口呼吸，并淋浴腹部，可治疗慢性便秘和防治痔疮。对于神经性便秘，用40℃热水冲淋腹部3分钟左右，再用25℃的温水冲10秒钟，反复5次，可增加大肠的蠕动。

⑥搓擦头皮：洗头时，先打上洗发露，然后用双手指腹搓挠头皮（为避免头发脱落，尽量少用指甲抓头），反复3遍。要特别注意用双手2～5指从下向上按摩头的两侧。该动作有助于改善头部的血液循环。

⑦按摩会阴：在阴毛处打上香皂或沐浴露，用双手2～5指搓撩阴毛，并特别注意会阴两侧和双腹股沟上方的小腹部的按摩，重复3遍。对于男性精索、女性大阴唇两侧及小腹部的血液循环都有较好的作用。

⑧按摩颈肩部：用双手按摩颈部肌肉，包括副神经及肩部肌肉。最后用涂有香皂或沐浴露的湿毛巾轻轻搓颈部和面部。注意：用力要适当，以免损伤皮肤。

⑨上肢：用涂有香皂或沐浴露的湿毛巾依次轻擦双臂和手，重复3遍。

⑩胸腹部：按顺序轻搓胸腹部，重复3遍。

⑪腰背部：腰部可上、下直搓，背部可用斜搓法。

⑫臀及大腿前后侧：同法，上、下搓擦。

⑬小腿前后侧：同法，上、下搓擦。

⑭脚踝部：从踝前至脚趾背侧，可用力搓擦数次。取坐位，从足根至足趾，用同侧手握踝，对侧手用力搓擦数十次。

⑮肛门：取侧位，右手拿着涂有肥皂或沐浴露的湿毛巾，按不同方向搓揉肛门数次，然后用热水洗净。

根据个人情况在热水中泡数分钟，最后取站立位全身淋浴，用毛巾轻轻擦干。以上的洗澡方式注重按摩效果，对解除疲劳有益。

1. 冷水洗浴健康吗？哪些人不能洗冷水澡？

对多数人来说，如果洗冷水澡的方法正确，是有利于健康的。但下列几种人不宜洗冷水澡：

①高血压患者：皮肤一接触冷水，血管就急剧收缩，大量血液回流心脏，使本来就高的血压更升高。严重者可使脑血管破裂、出血、中风、昏迷，甚至死亡。血压轻度增高者可洗冷水澡，但只能慢慢来，即先用冷水洒一洒，搓一搓身体的某些部位，不要一下子就"冷处理"。

②坐骨神经痛、关节炎患者：神经受寒受凉后，疾病会更加剧烈。

③对冷过敏的人：如寒冷性荨麻疹、皮肤瘙痒症患者，在疾病发作期间不要洗冷水澡。不发作时可行逐步降温法，即最初洗热水澡，渐渐改为温水澡，再逐步降低水温，直到不致发病为止。

2. 我昨天检查出了急性乳腺炎，昨天、今天打了两天点滴，明天还要打，明天打完点滴后能洗澡吗？

3天内最好不要洗澡，不要用手抓挠打针处的皮肤，以防针口发生感染。

6 把家务劳动变成健身运动

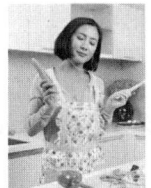

很多人，叫他起大早乘车、买门票上公园锻炼身体，他乐意；但叫他做做力所能及的家务，就不大愿意。其实，做家务与健身联系起来，就可以一举两得。

厨房是令许多女性讨厌的地方，但是利用在厨房劳作之机，做做相应的健身操，不仅可以让枯燥乏味的烧菜煮饭变成一种乐趣，更能让身体得到充分的锻炼。

一位朋友跟我说，3年前不明不白地患了右脚跟疼痛症，走路得用脚尖走，脚后跟一着地就钻心地疼，给生活带来诸多不便。她为此跑了不少综合医院和专科医院，就是不见效。在几乎丧失信心的情况下,"八段锦"里的"每日七蹾百病消"这句话启发了她,她抱着试试看的心态,照着书上介绍的练。由于没有时间,她连做家务的时间都用上了,开始每蹾一下脚后跟都疼得直抽凉气,但几天后感觉疼得不那么钻心了。大约一天两次坚持做了半年,脚后跟竟奇迹般地不疼了。

洗碗、做饭的时候也可以健身。而很多人,叫他起大早乘车、买门票上公园锻炼身体,他乐意;但叫他做做力所能及的家务,就不大乐意。其实,做家务与健身联系起来,就可以一举两得。

南宋诗人陆游是我国古代诗人中作品最多的一位,他勤于创作,注意强身健体,活了86岁,拿笤帚扫地是陆游健身的诀窍。他写作累了,用洒水扫地的办法,驱除大脑疲劳,活动四肢,加快血液循环。他的身边总放着一把笤帚,写累了就扫上一阵,扫地是他长寿的法宝。

有外地友人来访,我便把他们夫妇留在家里吃饭。吃完饭后,他们抢着打扫饭桌、清洗碗碟。我笑着阻拦,朋友用手指着自己及太太问我:"你看我们俩身材、体形如何?"至此,我才认真打量,发现他俩鬓发略有霜白,脸色红润,身体清瘦精神,相比七八年前的臃胖富态,要健康年轻多了。友人夫妇均是文人,终年伏案、著书立说,子女独立生活在外,夫妇俩除了工作,最大的乐趣就是做家务。而正是靠着做家务这种锻炼方式,让他们夫妻俩越老越精神。

做家务的时候可以做哪些健身运动呢?可做的运动很多,比如做饭、洗菜的时候,改变一下以往的习惯。如习惯使用右手,可改换用左手,变换一下姿势,可锻炼身体。其次,坐班族活动量少,做家务时尽量加大运动量,如能站着做,就不坐着做。举臂时就多举一会儿,弯腰时就多弯一会儿,抬腿时就多抬一会儿,尽量争取多锻炼的机会。

下面介绍一些做家务时可做的小动作,这些小动作对健康是十分有益的。

1. 擦地健身

①弓步拖地:前腿弓、后腿蹬(图56),左、右腿交换进行。

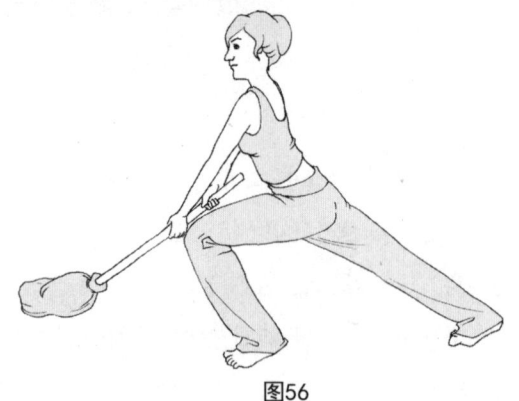

图56

②马步拖地：用马步行走，双手将拖把紧紧攥紧（图57），也可以选用其他姿势。

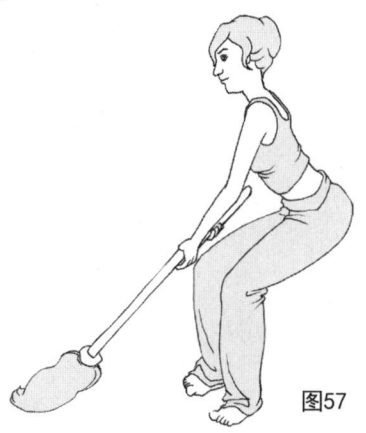

图57

③腕挑墩布：洗涮完墩布时，可趁机锻炼一下腕力。自然站立，头正眼平，含胸拔背。先用右手抓紧墩布的后段，用力把墩布头挑起，能坚持几分钟就坚持几分钟，接着再换左手。

2. 打扫健身

①打扫地面：站在一处，将墩布尽量伸向远处，大幅度转动腰部，有利于锻炼手臂和瘦腰。

②擦拭窗户：擦拭窗户时动作要大，以便运动双臂、胸部和腰部。

③打扫灰尘：以脚尖站立，伸手往高处打掸，锻炼小腿。同时，弯腰及伸手掸低处，锻炼腰部和上、下肢。

④收拾杂物：以脚尖站立，尽量向高处取放东西。弯腰向下时，要保持腰部挺直，增强腰部、大腿和小腿的力量。

3. 洗衣健身

①坐姿洗衣法：如有时间，洗衣服时最好不用洗衣机而选择用手洗。如果取坐姿，要保持头正腰直，可起到锻炼身体的效果。

②小物件洗衣法：洗小件衣物时，最好是高位清洗。坐在椅子上，两小腿分开三脚宽，并垂直于地面，将洗衣盆放于两脚中间，随后把衣物拿高到胸前清洗，可锻炼腰力、臂力和腕力。

③高位洗衣法：洗衣时，取站立位或蹲的姿势，或身体直立，或体位下蹲，或直腿弯腰，都可起到锻炼身体的效果。

④健身晾衣法：将洗衣盆放在脚旁，取衣服时，双腿挺直，大幅度地弯腰取衣服；晾衣服时，双手高高地举起，脚跟一提一松，锻炼腰、背、腿部的肌肉。

⑤手洗衣服：双臂一伸一缩，牵动胸肌，能锻炼手臂、运动胸肌。手洗时，一边洗衣服、一边听着喜欢的音乐，随着音乐的节拍而有节奏地洗。这样既能欣赏到自己喜欢的音乐，又可达到健身锻炼的目的。

4. 做饭炒菜健身

①保持形体：做饭时要保持头正、

身正、腿直。

②低位做饭：做饭时双脚分开一脚距离，屈膝站立。

③洗菜时，把洗菜盆放在地上，然后双脚分开，与肩同宽，弯下腰洗菜（图58）。洗时双脚用力抓地，双腿挺直，累了就站起来休息一会儿，可以锻炼全身筋骨。

④长时间切菜、揉面会感到双手酸痛，可抽出片刻时间让双臂下垂，放松肌肉，双手快速抖动。

⑤炒菜时，可利用片刻时间，把手掌置于脑后枕骨处，肘部尽量后展；煮咖啡、煲汤或烤糕点等需长时间等待，空闲时，可在厨房里做做侧弯腰健身活动。

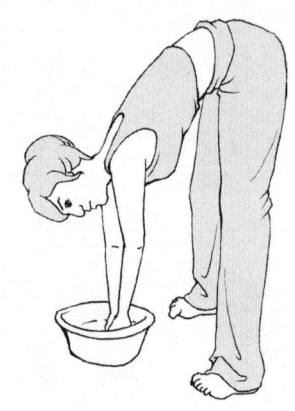

图58

健康问答

1. 我每天都洗衣服、做饭，还得带两个孙子，一天活动量够大的了，这能代替体育锻炼吗？

不能，不过可以将家务劳动和体育锻炼结合起来，如推着儿童车较长距离的散步，一边看孩子一边体育锻炼，和较大的儿童一起跑步、打球、做操等。顺便说一下，有的人家务劳动量比较适宜，感觉轻松，这样的家务劳动是有益于健康的；反之，家务劳动过于繁重，使人觉得精神和体力不堪重负，那么对身体是有害无利的。

2. 我怀孕已经有一段时间了。赵老师，这种情况能不能做家务？

怀孕了，要避免繁重的体力劳动，但也用不着因为做一点小事就担惊受怕。做一些适度的家务劳动不仅可以活动身体、保持体力，还能增强应对分娩时体力消耗的能力。可以干一些一般的家务事，只要不感觉疲倦，也算是一种运动。

Part5
让身体动起来：
"坐班族"的活力健身方

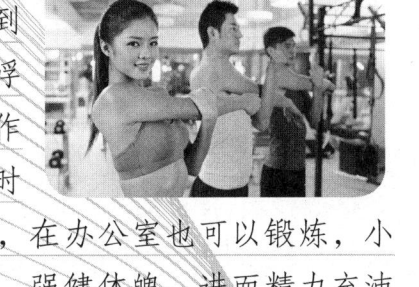

当你坐在办公桌前，也许会明显感觉到屁股像瘫在椅子上，越来越浮肿。当你的脖子和肩膀隐隐作痛，觉得应该做些什么的时候，你又能做什么呢？其实，在办公室也可以锻炼，小动作也可以健身，帮你塑形、强健体魄，进而精力充沛地投入工作。谁说工作与健身不可兼得？你完全可以做到。别等了，现在就开始吧！

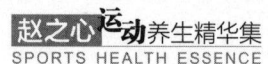

1 让你干劲十足的办公室活力操

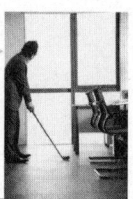

局部肌肉紧张引起的疲劳，光靠休息是难以消除的，重要的是应当进行轻松的运动，使紧张的肌肉得到舒展，平时未使用的松弛肌肉则得到强化。为此，我给大家介绍一套简易的锻炼方法，能最大限度地消除疲劳，让办公室一族始终保持充沛的干劲。

疲劳是每个人都经历过的，如体力疲劳、精神疲劳，生病时还会出现病态疲劳。如果你最近总感觉有一种找不出原因却好几天也恢复不过来的难受，那么就应提高警惕了，以防因疲劳带来的不适。

有位曾经找我约稿的杂志社编辑，虽说工作、生活都还算过得去，但收入平平。她不甘心，四处活动，做了好几个兼职，集艺术学校美术教师、广告公司创意总监、美体中心顾问等于一身，一个星期几处跑，名声大了，腰包鼓了。正当她春风得意之际，身体向她"抗议"了，她用一个字来概括：累！每晚回到家里，觉得骨头都要散架了，一上床，那些莫名其妙的梦便来烦她。

和她一样，还有我高中时的一位同学，典型的办公族，最怕夜晚来临。因为不知从什么时候开始，她成了难以入眠的人，几乎用尽了除药物以外的所有土法洋方，也未能解决失眠问题。不仅如此，还有食欲下降、神经衰弱、性欲减退等症状。

许多办公室工作人员和仅使用身体特定部位进行工作的人，常常需要长时间采用同样的姿势，结果往往会引起腰痛、头痛、眼睛疲劳、肩部和背部酸痛等症状，其原因何在呢？

原来肌肉的功能与水泵相似，收缩时排出血液，舒展时吸收血液，由此而促使血液循环，供给肌肉氧气和营养物质，消除积累在其中的废物和二氧化碳然而，一旦持续地采用某种姿势，身体的某些肌肉便会长时间地处于紧张状态，从而使血液不能充分流入和流出，由此造成新鲜氧气和营养物质供给不足，而乳酸等分解物则累积在肌肉里不能排除出去，从而引起疲劳，出现上述各种症状。另一方面，未使用的肌肉却会逐渐衰退下来，致使耐力降低、身体抵抗力削弱。

研究表明，局部肌肉紧张引起的疲劳，光靠休息是难以消除的。重要的是应当进行轻松的运动，使得紧张的肌肉得到舒展，平时未使用的松弛肌肉得到强化。为此，我给大家介绍一套简易的锻炼方法，能最大限度地消除疲劳，让办公室一族始终保持充沛的干劲。

①坐在椅子上，闭上眼睛，往前往后缓慢地摆头20次。

②接着向左、向右摆头20次，同样要闭上眼睛。

③随后缓慢地转动头部，交替地朝左、朝右旋转1圈，左、右各10次。此外，还可向前、向后转动肩部，或者把肩膀提上、放下。活动肩部和头部的肌肉，不仅能防止肩部酸痛，还能使通往头部的血液流畅，进而预防头痛发生。

④坐在椅子上，双手交叉，置于头部后面，同时把胸膛挺起。

⑤双手交叉，反复做上、下屈伸运动，能够解除臂部和肩部肌肉紧张。通过这样的运动，可以消除疲劳。

⑥随后用全身的力气使身体向前弯曲。

⑦坐在椅子上，利用肩力顺势向左（右）扭动上身（图59）。通过这样的活动，可以消除腰部和背部肌肉疲劳。

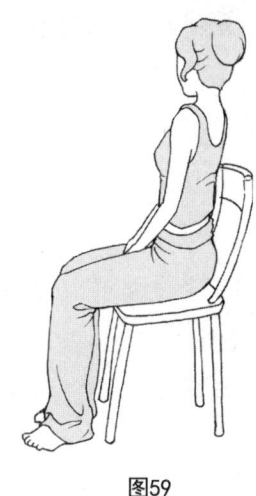

图59

⑧坐在椅子上，脚着地。首先提起脚尖，接着提起脚跟，由此使脚脖子进行伸屈。借助于这种运动，可使小腿和大腿都能得到活动，从而消除整只脚的疲乏。由于脚离心脏最远，血液很容易滞留在那儿，通过促进脚部血液的流通，使全身血液循环良好。

健康问答

1. 赵老师,我患有神经衰弱,到晚上9点多钟便想休息了,再没精力考虑其他;丈夫工作忙,很劳累,也不想什么。我们各自循着自己的轨道生活,很长时间没有在一起了。您说,这样下去有什么危害吗?

照这样下去,你们的心理、思想、感情都得不到沟通、交流,这不利于夫妻间情感的发展,也不利于身体健康。只有动起来,才能解决你们的问题。治疗神经衰弱的方式是散步,缓解疲劳的方法也是散步。你可以与丈夫一起,尝试大步走中的各种走法。

2. 赵老师,体力劳动后进行锻炼会累上加累吗?

不会,体力劳动后再进行一些力所能及的体育锻炼,不仅不会累上加累,而且有利于消除疲劳、增进健康。因为我们在从事体力劳动时,仅仅是身体局部肌肉的活动,所产生的疲劳也带有局部性,这种疲劳是由于指令某一局部工作的神经细胞工作能力下降,以及局部肌肉活动代谢产物(如乳酸等)暂时积累而引起的,体育锻炼则能够很好地解决这一问题。

2 肚子"缩水"、健康不"缩水"的啤酒肚健身运动

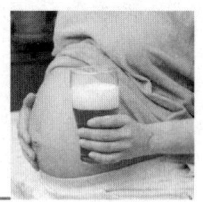

消除啤酒肚,要养成良好的运动习惯。对办公室工作的人而言,偶尔站着办公是预防啤酒肚的好方法。打电话、思考问题的时候,最好能习惯性地站起来。尤其是在午饭以后,先站半个小时,再安静地坐下来。经常站立可以防止脂肪在腹部堆积。对于办公一族来说,这种方法虽然被动,却非常有效。

稍微留意便会发现，啤酒肚男性还真不少。同事小刘的脸和四肢都很"苗条"，但有个初见端倪的"啤酒肚"。有人开玩笑地形容他叫"蜘蛛人"。但是，他精神和身体上的表现很好，没有什么不好的变化。他有必要注意吗？

这类"蜘蛛人"式的啤酒肚更危险，他们在32岁以后得代谢性疾病的概率比一般人要高，如脂肪肝、心血管病、高血压等。而且32岁以后，身体状况的滑坡现象可能更明显，主要表现在心肺功能方面。因为受腹部脂肪堆积的影响，全身的血液循环和代谢效率都会受到阻碍，心脏负担加重、脂肪代谢系统失调、胆固醇升高等问题都会无约而来。

消除啤酒肚，要养成良好的运动习惯。对办公室工作的人而言，偶尔站着办公是预防啤酒肚的好方法，打电话、思考问题的时候，最好能习惯性地站起来。尤其是在午饭以后，先站半个小时，再安静地坐下来。经常站立可以防止脂肪在腹部堆积。对于办公一族来说，这种方法虽然被动，却非常有效。不要在饭后久坐，平时坐1个小时至少起来站十几分钟，除了偶尔地站立办公，最好在坐下的时候把腰带扎得松一些，对预防啤酒肚也有帮助。

下面推荐一套国外流行的、在办公室内操练的特殊健美操。只要一天做15分钟，坚持1个月的话，腰、腹及臀部"逗留"的多余脂肪就会渐渐消失，一个充满魅力的体态一定会在你身上体现出来。

1. 屈臂运动

将手提电脑等有一定重量的东西放入手提包内，然后手握住包的提手，反复将其以屈臂的形式，从腰部开始上提到肩部位置，左、右手臂交替进行，各做30次。本运动可有效地刺激肱二头肌，使其结实发达。屈臂运动能锻炼上半身，告别单薄、瘦弱的上半身，扎扎实实地得到强壮的双臂及丰厚的胸膛。

2. 俯卧撑运动A

将双手分别平放在离肩膀约一个拳头间隔的两把椅子上，身体尽量保持一条直线，然后做俯卧撑，这一运动可锻炼上臂的肱三头肌。

3. 俯卧撑运动B

运动前的准备姿势与A相同，只不过为加大锻炼强度，将双足架在桌子上。伸直双腿，缓缓地做俯卧撑，这样可以使手臂外侧的肌肉群受到刺激，逐渐变得有韧劲。

4. 下蹲运动

双腿分开，与肩同宽，腿尖略向外，两腿略弯曲，双手抱住后脑部。然后使臀部慢慢下蹲，直到大腿与地面平行为止，随后再慢慢地复原。注意：不要伸直膝关节。

5. 屈膝运动

臀部略微接触椅子，双手紧握椅子边缘，膝盖轻松地弯曲，双腿并拢。然后慢慢地使膝盖向胸部靠近，再慢慢地复原。

6. 侧身弯曲运动

一只手持有适当重量的手提包，另一只手的掌心贴在后脑勺。然后手提包像被拉向地面一样自然下垂，身体跟着一起侧身弯曲。复原动作是：慢慢地将手提包上提，身体也慢慢地伸直。左、右侧交替进行。

7. 后曲运动

双脚分开，与肩同宽，一只手扶着椅子，让上半身保持固定，然后膝盖向前挺，而腰部则慢慢下落向后倾（图60），保持这一姿势直到较疲劳为止。这节操可健壮大腿部的前侧肌肉、消耗臀部的脂肪。

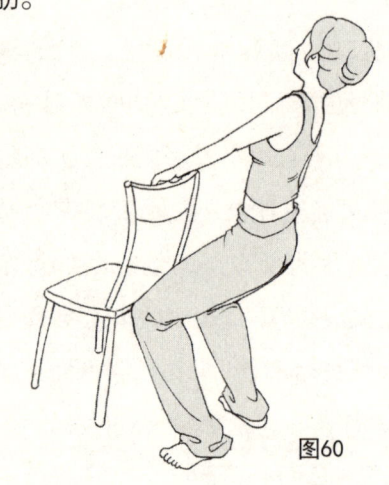

图60

健康问答

1. 我身高1.78米，体重82千克，看着不怎么胖，可是自己肚子和胸部的赘肉实在难看。跳绳可以减去吗？

跳绳有一定的效果，除上文中介绍的方法外，也可以做做揉腹运动。按摩可以提高皮肤的温度，消耗能量，促进肠蠕动，减少肠道对营养的吸收，促进血液循环，让多余的水分排出体外。以肚脐为中心，在腹部打一个问号，沿问号按摩，先右侧、后左侧，每侧按摩30~50下，每天按摩1次。

2. 听说年轻人最好不要有啤酒肚，否则会减寿好几年，是真的吗？

虽然此说法有些夸大其词，但啤酒肚对健康的危害却是举世公认的。有研究表明，挺着"啤酒肚"的男性得高血压的概率是正常男性的8倍，得冠心病的概率是正常人的5倍，得糖尿病的概率是正常人的7倍，脑溢血和脑梗死等疾病在"啤酒肚"男性中也很常见。要想消除"啤酒肚"，需要从多方面努力，比如每天至少运动30分钟，睡前洗个温水澡，改善睡眠状况等。

3 远离"日渐坐大"的办公室减肥运动

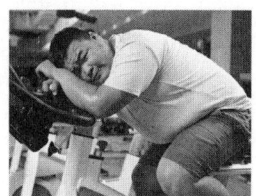

工作与运动果真是两者择一的难题吗？其实，你大可不必让工作损害了体形，在办公室也可以保持完美的身材。

办公室工作人员的普遍忧虑，不外乎是坐着的时间多、活动的时间少，久而久之，脂肪也就毫不留情地"爬上"肚子、大腿这些地方。工作几年下来，经历是增加了，体重也呈正比地直线上升，尤其是腰围以下那几圈，变形的速度让你对着自己学生时代的照片叹息："唉，我也曾经腰细过啊。"工作与运动果真是两者择一的难题吗？其实，你大可不必让工作损害了体形，在办公室也可以保持完美的身材。下面我教大家特别是女性上班族一些效果显著的健身减肥操。

1. 健身减肥铅笔操

铅笔操简单易学，只要有数支铅笔即可。坚持做不仅能促进身体的协调性，而且可增加腹部和背部肌肉的力量。

①在自己周围摆数支铅笔，呈半圆形。

②右腿站立，左腿抬起、后扬，按逆

时针方向拾起铅笔（图61）。

①跪于椅垫上，两手扶地。

②抬起臀部，两腿伸直，脚尖点地。

③还原至①。

④坐在地上，两脚夹椅垫。

⑤用两脚将椅垫尽力高抛，腹部、腿部肌肉收紧。

⑥用手接椅垫，反复做几次。

⑦直立并挺胸，左手拿椅垫，右臂侧平伸。

⑧上身前倾，左腿向后扬起，通过扬起的左腿把椅垫从左手移至右手。

⑨改用右手拿椅垫，左臂侧平伸。

⑩右腿向后扬起，上身前倾，通过右腿下把椅垫从右手移至左手。

⑪还原至⑦。

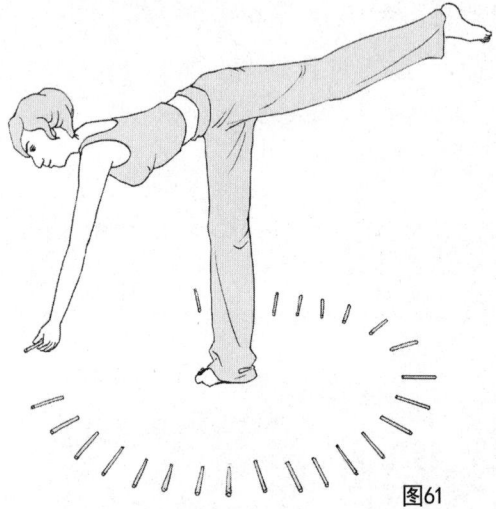

图61

③可一支挨一支地捡，也可隔一支捡一支。

④坐在地上，把铅笔摆在身体的四周、手刚刚能拿到的地方。

⑤扭转上身，用右手捡起地上所有的铅笔。

⑥重新摆好铅笔，改用左手捡铅笔。

⑦坐在椅子上，两腿伸直，两脚放在另一张椅子上，在地上摆好铅笔（图62）。

⑧右手捡铅笔。

⑨再摆好铅笔，改用左手捡起。

2. 减肥椅垫操

要使自己的臀部形体美，就要经常锻炼大腿肌肉，这套操可达到此目的。

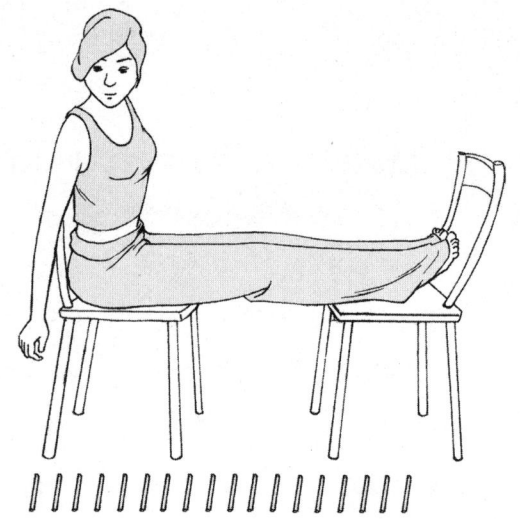

图62

健康问答

1. 赵老师，我挺胖的，想减肥，可就是减不下去，而且我不爱运动，怎么才能瘦下去呢？

可以这样说，运动或者体力劳动是减肥的唯一办法！控制饮食虽然可以限制热量的摄入，但无法提高人体的代谢率。如果代谢率很低（节食会导致代谢率降低）的话，就会出现"喝开水都会胖"的情形，而且一些代谢性疾病如高血糖、高血脂同样会高发。

2. 赵老师，根据您在节目中的传授，我开始运动＋控制饮食减肥。我的基本信息：女，35岁，身高1.6米，体重70千克。长辈身材正常，但同辈的表兄妹都和我差不多胖。目标身材：匀称，50千克。

这个月约有20天坚持每天快步走1小时，使用小区健身器械运动15分钟左右，主食控制在每天100克，蔬菜水果作为主要饮食，当月减肥4千克。接下来两个月照常锻炼和饮食，每月各减1千克。

联想到您说减肥停滞期要改变运动模式，从现在开始慢跑，晚上在操场从10圈逐渐增加到20圈（400米/圈）慢跑，约1小时。为了塑形，每天增加仰卧起坐50个，做"10点10分操"100下。

3. 如果我希望体重每月减少4千克，现在是要增加跑步速度，还是控制饮食再严格些呢？比如，改吃少油的凉拌菜，我担心营养不够。一边减肥一边塑形可以做到吗？有的人减肥，体重正常了，身材却没有改变，我不希望这样。希望听听赵老师的建议。

第一，你目前的体重属正常体重（64千克），依你现在的年龄和身高，体重要达到50千克，对健康不但没有好处，反而会带来一堆问题。是否肥胖不光看体重，脂肪含量更重要。你现在要展现的是成熟美，而不是少女的"骨感美"，所以我不赞成你的体重降到那么低。

第二，有氧运动可以大步慢走和慢跑穿插进行，每天一项或两项，时间控制在50分钟以内，还可以加上其他运动方式，如一定距离的快跑

（50～200米冲刺），然后回到慢跑。随着体能的提高，不断变换走和跑的方式，让身体接受不同的刺激。

第三，你现在的力量锻炼只是针对小肌肉群，而大肌肉群如胸部、背部、腿部等没有锻炼到，所以可以加上斜卧撑、跪卧撑、助力引体向上、旱地划船、哑铃划船、半蹲起等内容，以提高肌肉质量，从而提高代谢水平，更有效地防止代谢性疾病的发生。"体重正常了，但体形却没有改变"，这是明显的"只减体重，不减脂肪"，甚至脂肪含量还有所增加，这是非常可怕的，还不如不减！原因是没有进行有效的力量锻炼来提高或维持肌肉含量。

第四，增加瑜伽、拉伸等柔软性锻炼，每次锻炼后进行10～15分钟，或者专门腾出30分钟左右的时间进行。

第五，营养方面没有必要限制太多，脂肪的摄取可以适当控制，但不能断，有的营养需要脂肪才能吸收。另外，女性的很多生理功能要靠脂肪来完成，宜增加植物性脂肪（如植物油）的摄入比例。

4 伏案一族该怎样"运动"自己

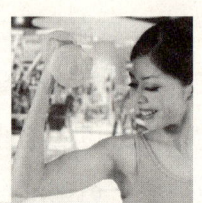

伏案工作者进行散步、打球、做操等体育锻炼，效果固然很好，但因受时间、场地等条件限制，常常不能如愿。因此，除了这些日常运动项目外，也需要进行一些有针对性的运动锻炼。

伏案工作者基本上过的是一种以坐为主的生活，很少活动，加上交通工具的日益发达，动辄以车代步，锻炼身体的机会更少。坐姿不正确，桌椅不合适，久而久之，容易形成颈部前屈、背肌松弛、腹部受压，甚至出现脊柱畸形、驼背，不仅影响身体正常发展，而且会压迫内脏器官，造成心肺、肠胃等功能不良，严重的还会导致肌肉劳损、腰痛腿肿等症状。

戴高乐是法国著名的政治家。1970年11月9日，他和往常一样伏案撰写回忆录，没有任何异常迹象，因心脏病突然发作而离开人世。

所以，伏案工作者要学会运动自己，方能将疾病拒之于千里之外。

前段时间，我收到了一位作家朋友写来的信息，称他今年有两件值得高兴的事：一是治好了多年的背痛；二是作品获了奖。说到这位朋友，他真可谓是个拼命三郎，自称在写作中灵感一来，就埋头写作，常常夜以继日，可背痛、腰痛、肩颈痛这些伏案工作者容易得的病他一个都不少。

伏案工作者该怎么办呢？"动"是最好的答案。进行散步、打球、做操等体育锻炼，效果固然很好，但因受时间、场地等条件限制，常常不能做到。因此，不时地走动，和同事说会儿话，甚至是吃点零食或喝杯水，也有不错的效果。当然，除了这些日常运动外，需要做一些有针对性的运动锻炼。我推荐一些伏案工作的小动作，对于办公一族而言，也有不错的疗效。

1. 颈部锻炼

抬头，尽量后仰，把下颌俯至胸前，使颈背肌肉拉紧和放松，并向左、右两旁侧倾，再抬头后仰做拉紧、放松动作，将头向左、右转动，如此交替进行运动。每次8拍，连续8~10次。可使颈部肌肉和颈椎得到锻炼。

2. 手指梳头

用手指代替梳子，从前额的发际处向后梳到枕部，然后再从发际弧形梳到耳上及耳后，梳头10~20次。可改善大脑血供。

3. 手指弹脑

端坐椅子上，两手掌心分别捂住耳朵，同时用食指、中指轻轻弹击脑部的左、右部位，自己可听到"咚咚"声。每日弹击1~2次，每次10~20下，有解除疲劳、防头晕、增强听力的作用。

4. 眼球运动

用眼过久会出现视力疲劳，可每隔半小时至1小时眺望窗外2分钟，视点以青山、绿树或蓝天等远景最好，然后做转动眼球运动：先上下、左右转动，再分别按顺时针、逆时针方向转动4次，最后用力眨双眼数次。这样有利于放松眼部肌肉,消除视力疲劳,促进眼部血液循环。

5. 面部运动

工作间隙,将嘴巴最大限度地一张一合(图63),带动脸部肌肉进行有节奏的运动,持续30次。然后进行从额部到太阳穴、颧骨到下巴的反复按摩揉搓(图64),重复10次,从而加速面部血液循环,增进肌肤弹性,使头脑清醒。

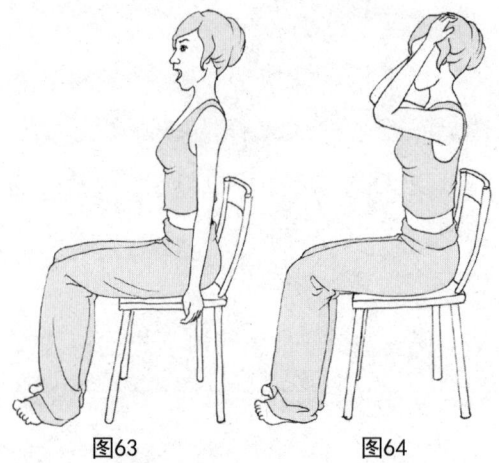

图63　　　　　图64

6. 肢体运动

坐于椅子的前部,双手尽量向后伸举,头向后仰,双脚向前伸,深深吸气,然后双臂分别向左、右方向平伸,再自然放回腿部,坐直,双脚收回,与此同时缓缓呼气。如此重复3次。由于全身肌肉舒展会有放松感,可纠正脊柱向前弯曲,加速血液循环,消除腰肌过度紧张。

7. 揉腹运动

左、右手重叠于腹部,按顺时针、逆时针方向绕脐揉腹各15周,对防止便秘、消化不良等症状有较好的效果。此运动也可于夜间平卧床上时进行,每次至少各揉腹15周,不仅能防止便秘,还可减少腹部脂肪沉积。

8. 肛提肌运动

犹如强忍大便一样,将肛门向上提,然后放松,接着再往上提。一提一松,反复进行。无论站、坐、行或躺卧等任何姿势下均可进行。每次做提肛运动50次左右,持续5~10分钟。提肛运动可以促进局部血液循环、预防痔疮等肛周疾病发生。

9. 躯干运动

左、右侧身弯腰,扭动肩背部,并用拳轻捶后腰20次左右,可缓解腰背伤痛、腰肌劳损等病症。

10. 下蹲运动

双手叉腰,双脚跟离地,还原;屈膝下蹲,站立还原。可使膝、踝关节韧带及小腿肌肉得到锻炼,关节灵活,肌肉结实。

Part5 让身体动起来："坐班族"的活力健身方

健康问答

1.赵老师，据说女性伏案工作、学习时，乳房会受到损害。我天天趴在电脑桌前工作，需不需要做什么运动啊？

伏案工作对女性乳房的危害是很严重的，因此应加强自我保健和锻炼。锻炼方法除上面提到的以外，对女性而言，还应注意做到以下三点：

①胸部离开桌子10厘米。

②适当做一些扩胸、深呼吸和甩手、转腕等运动，可有效地牵拉乳房及周围肌肤参与运动。

③按摩双乳，做十几分钟的乳房按摩，能增加胸部肌肉的协调运动。

2.我上学的时候喜欢趴在课桌上睡觉，上班后又喜欢趴在办公桌上小睡，这对身体有什么危害吗？

不但有危害，而且有很大的危害，比如被你枕着睡觉的手臂，一觉醒来通常是又红又麻，时间一久会变成神经性麻痹。另外，午睡后出现暂时性的视力模糊，长此下去，视力会受到损害，肩部、脊柱等也会受到不同程度的伤害。因此，这个习惯还是早点改掉为好。

5 全身动一动，舒畅一下午

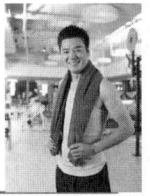

如果你想锻炼身体却抽不出时间，那么不妨趁着午休时间做点运动，既不会影响下班之后的社交活动，又可以整天充满活力，同时还能增强记忆力和创意。

根据人体生物钟节律，一天中最适宜学习的时间是早上8~11时、下午2~7时，此时是生理高潮期。从中午12时开始，机体进入到一天中感觉疲乏的低潮

129

期，此时体内肾上腺素减少，体温开始下降，精力与体力明显降低，适时进行午睡对补充体能最有效。科学实验证明，午睡能帮助人集中注意力，还可以使新陈代谢趋缓，能量消耗减少，从而避免早衰。经过短时间的午睡，人的运动耐力、反应速度以及体力等将重新达到最佳水平。

解除疲乏并不是只有午睡，适度的运动便是一个不错的建议。

在健身方式的选择上，总的原则是不要进行大强度的运动，以免身体过于疲劳而影响工作。假设有2个小时的休息时间，建议留出1个多小时用来午睡和午餐，并使精神转移到下午的工作上去。具体锻炼该怎样安排呢？

1. 柔软体操

反复做几次肢体伸展体操，如伸个懒腰，持续伸展身体15~30秒钟；或者按顺时针及逆时针方向各转几圈腰，或者做几个扩胸运动，或者远眺做几次深呼吸，也会感觉心旷神怡。

2. 散步

饭后10~20分钟可以去散步。散步地点最好选择街心花园、绿化带，因为这些地方绿色植物多，空气清新，脑细胞能得到充足的氧气。

3. 下棋

下棋可以把自己原有的精力集中点分散开来，使大脑得到有效的休息，缓解因为紧张工作造成的脑力疲劳。

4. 跳绳

要保持好身材，最好的方法是持续做一些有氧运动，如跳绳，肯定会让肌肉更有平衡感。

快速跳绳2分钟，配合1分钟的举重健身运动，要不断活动，保持心率较快，消耗的热量也会比较多。每次使用不同的举重器材，以确认能运动到不同的身体部位，这样交替轮流做10次。

对于中午健身的白领一族来说，恰当地调配饮食很有必要。

首先，必须保证吃早餐。因为中午健身前不能吃得太多，如果上午一直空着肚子，健身时会出现低血糖等问题。早餐要清淡，不要吃油炸食品，适量进食蛋白质，如1杯热牛奶或1个鸡蛋；还应该吃一些面包、稀饭等主食，这样能供给身体能量，让大脑更敏捷，同时也是为中午的健身做准备。

中午健身前半小时左右，应吃少量的食物，主要是补充糖和水分。因为经过三四个小时，早餐所提供的能量已基本被机体消耗掉了，如果不进食，训练效果便会大打折扣。但不必吃太多,一两片面包或者1个苹果、1杯酸奶就可以。

健身结束后半小时再少量进食。一般健身者把工作餐适当减量即可;增肌训练者在正餐之外还可以吃一些补剂,如蛋白粉、谷氨酰胺等;减脂训练者要严格控制食量和种类,以蔬菜、水果为主,吃少量主食和适量蛋白质,严禁摄入高脂食品;塑形训练者则可参考一般健身者或减脂训练者的饮食方案。

健康问答

1. 我在一家私企工作,平时没有时间锻炼,以前利用午休时间去健身,但很多人说这不科学。因为经过一上午的体能消耗,一般人到中午会感到疲倦,这时身体内的血糖水平较低。此时锻炼,易发生过劳死,真是这样吗?

只要运动方式正确,是不会有危害的,但锻炼强度不宜太大,以温和运动为主,如午饭后散步20~30分钟,在慢跑机上做30分钟的有氧运动,效果都很好。

2. 我最近经常打羽毛球,但都是午饭后去打,是不是对身体不好?

你的担心是多余的,中午是可以进行锻炼的。一般健身者可以做30分钟左右中等强度的有氧训练,如跑步、骑自行车、游泳、打乒乓球、打羽毛球等,直到微微气喘,但身体仍感觉比较舒适为宜。

6 随身携带的健身房:零星运动知多少

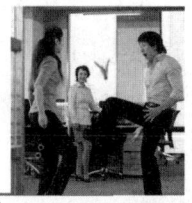

会、项目汇报、季度报表……想要健身总是脱不开身,唯一的办法是利用工作之余的零碎时间进行锻炼,这不仅能消除疲劳、舒活筋骨,其功用会让人受益一辈子。

很多人总是抱怨自己的工作太紧张，应酬太多，根本无暇去健身中心做运动，其实只要留意生活中的一些小细节，多运动、多锻炼，保持健康的体形并不是什么难事。千万不要小看这些零星的运动，这种运动方式可谓"功效卓著"。

一位学者在阐述女人比男人长寿时认为，琐碎的家务活是她们得以延年益寿的特殊运动方式，这些零散的家务活积少成多，达到从量变到质变的效果。

前些日子有个顾客到我的办公室来，他今年29岁，是某印刷公司的科长。一看上去他就给人一种年轻有为、朝气蓬勃的感觉，1个月以前才升为科长，事业上可谓一帆风顺，但他告诉我，最近疲劳过度，不能过正常的夫妻生活，没有时间好好休息，更谈不上运动了，每天晚上8点左右工作才结束，回到家时已经12点多了，而且早上6点钟就要起床，紧接着是上班路上的拥挤……虽然知道多运动对身体有好处，但没有时间。

我教给他几种方法，能够有效地利用上下班的拥挤时间，使自己精力充沛。他按照我说的方法试做了，两个星期以后笑眯眯地出现在我的面前，非常高兴地对我说："效果比保健品还好。"

下面我教给大家一些零星的简单运动，这些运动最大的优点是不分时间、地点，随时随地都可以进行。对于忙碌的上班族而言，是一种不错的健身方式。

1. 注意走路的姿势

每天上下班途中，只要能走路时就尽量走路。走路的姿势非常重要，应挺胸、收小腹，臀部夹紧，千万不要弓腰驼背。如果走路时不紧缩小腹，不管你走多少路，也无法刺激你的腹部肌肉，小腹就不会缩小。此外，驼背会破坏身体的平衡感，降低走路的运动效果。

2. 加大走路的步幅

将走路作为一种减肥运动，就不能像平常散步一样随便，要适当加大步幅，只有大步流星地向前走，才能运动大腿肌肉，避免"萝卜腿"出现。

3. 脚跟先着地

后脚跟先着地，不是整个脚底平放在地面上，而是将重心放在前脚，每跨出一步，要按照脚跟、脚掌、脚尖的顺序着地。这样走路，脚跟会自然上提，腿的曲线就会变得紧实、匀称。

4. 甩包练手臂

女性外出一般都会携带提包，在不妨碍别人的情况下，可以把它当成"微型运动器械"前后甩动（图65），这种甩提包的动作可以锻炼手臂肌肉。如果提包过重就不要前后甩动了。

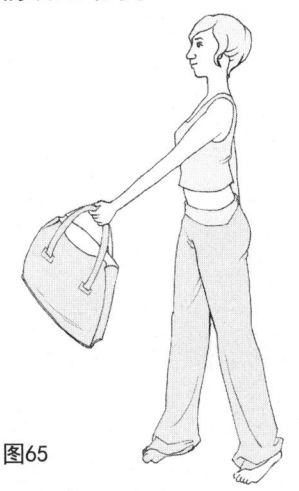

图65

5. 等车时的运动

等车、等信号灯的一段时间也不是无事可做，可以利用这段时间做收腹练习。将注意力集中在腹部，全力收紧，感觉仿佛肚脐贴近后背，坚持6秒钟后还原。

6. 坐在公交车上

车上有座位时，你可以轻松地做做运动。腿呈90°摆好，脚跟固定不动，脚尖上上下下反复摆动，这个动作可以锻炼小腿肚的肌肉，让小腿线条更匀称。

坐着的时候还能够锻炼腹肌。双腿并拢，抬高双腿，离地面约5厘米，尽量保持这个姿势，能坚持多久就坚持多久。

7. 站在公交车上

车上没有座位也没有关系，因为站着也能做很多小运动。用手拽住车上的吊环，时而用力握紧，时而放松，反复做，可以让手腕变细。双手抓紧吊环，双脚微微打开，身体前倾，此时能感觉腹部肌肉紧绷，可以锻炼腹部肌肉。

如果车上没有吊环，可用手握紧栏杆，将脚跟抬起，像芭蕾舞演员一样用脚尖站立，累了再放下，如此反复练习，可以美化小腿的线条。或者用手握住栏杆，一边数拍子，一边用力收腹，这种方法能有效地紧缩腹部肌肉，使小腹逐渐缩小。

健康问答

1. 看了赵老师的这么多健身方法，我决定从明天开始骑自行车上下班。请赵老师指导一下，如何骑车最能锻炼身体。

骑法越多越能锻炼身体，你可尝试下面这些骑法：

①自由骑车法：即不限时间，不限速度，主要目的是放松肌肉，加深呼吸，从而达到缓解身心疲劳的作用。

②强度骑车法：一是规定好每次的骑行速度；二是规定自己的脉搏

强度，以控制骑速。可有效地锻炼心血管系统。

③间歇骑车法：先慢骑几分钟，再快骑几分钟，交替循环几次，也可有效地锻炼心脏功能。

④力量骑车法：根据不同的条件用力去骑行，可有效地提高双腿的力量或耐力素质，还可预防大腿骨产生疾患。

⑤有氧骑车法：以中速骑车，一般骑30分钟左右，用此法锻炼时应注意加深呼吸，对心肺功能的提高很有好处。

⑥脚心骑车法：用脚心部位接触自行车的脚踏板（脚心部位为涌泉穴），脚心蹬车可以起到按摩涌泉穴的作用。双脚交替蹬车，左脚蹬车时，右脚不用力；右脚蹬车时，左脚不用力。一只脚带动自行车前进，每次一只脚蹬车30~50下，在顶风或上坡时锻炼，其效果更佳。

2. 我有空的时候喜欢唱歌，不知道有没有健身效果？

唱歌是一种呼吸新鲜空气的良好活动，可加强胸廓肌肉的力量，与游泳、划船一样，具有异曲同工之妙。

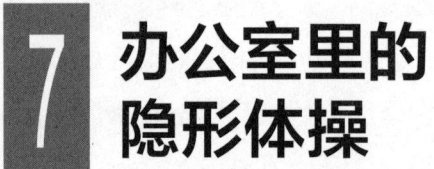
7 办公室里的隐形体操
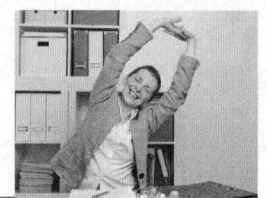

健身是不是必须去健身房，拼了老命把一堆铁家伙往头上举，或者一定要在体操房，蹦蹦跳跳直到汗流浃背为止？不，健身也可以不离开办公室，甚至都不用挪动位置就搞定。

偷偷健身，有点不可思议，为什么要"偷偷"呢？虽说"爱美之心，人皆有之"，但把办公室当作健身中心，把从健美教练那里学来的健美操拿到办公室来做，很可能会招人非议。毕竟办公室是工作的地方，即使是在中午休息的时间做，也显得很不合时宜。那么，想健身的朋友该怎么办呢？学习下面的这些健身小动作，你将明白健身并非一定要去健身房，并非一定拼了老命把一堆铁家伙往头上举，并非一定蹦蹦跳跳直到汗流浃背为止……练习这些小动作，你可以不离开办公室，甚至都不用挪动位置。下面我把这些小动作介绍给大家：

1. 隐形操A

①坐在椅子上，上身挺直，双腿分开，脚跟着地，抬起脚尖，用力收缩脚部、小腿和大腿的肌肉，直到腿部肌肉酸痛为止。

②坐姿，用力抬起脚跟，也可将双手压在膝盖上，以增加一定的反作用力，增加运动效果。此运动可塑造腿部线条，使腿形更加完美。

③交替收缩和放松臀肌，1分钟重复做30～40次。此动作可以改善松弛下垂的臀部，也可消除臀部多余的脂肪。

④吸气收腹，默数到5，慢慢呼气并放松腹肌，再吸气收腹，1分钟重复做15～20次，直到腹部有疼痛感为止。

⑤缓慢地用力挺胸，使双肩向后张开，肩胛骨尽量收拢，1分钟重复做25～30次，直到肩部有酸痛感为止。

⑥用力握拳再张开，使手臂肌肉有紧张感，此动作可美化手臂线条。

这套"隐形体操"虽然关节不直接参加活动，但可以使身体主要部位的肌肉得到锻炼，而这些部位的肌肉（小腿、大腿、臀部、腹部、背部等）是最易堆积脂肪的地方，利用中午休息的时间，和同事一边聊天一边减肥，何乐而不为呢？

2. 隐形操B

①慢慢地向前低头，使下颌尽量靠近胸部，当感觉背部的肌肉伸展了，再慢慢将头仰起，直到喉部的肌肉绷紧为止，重复做5次。

②柔和而有力地向右转动头部，肩部保持不动，眼睛带动头向右转，尽量使眼睛转向身后的目标，保持5秒钟后转向；再向左转，保持5秒钟，重复做5次。此法还可以缓解因紧张引起的头痛，增强颈部皮肤的弹性。

③两手按在肩部，缓缓地上下运动肘部，使手臂围绕肩关节旋转，每组做20次，最好每天做3组。此法可防止因过于劳累引起的手臂酸麻。

④收腹瘦腰运动：将双膝放开，与肩同宽，腰背挺直坐在椅子上，收缩腹肌。带动肩部向腰部弯曲，使背部呈圆弧形。收缩腹肌时吸气，放松时呼气。共做3组，每组做5次。

⑤腿部放松练习：将背部舒适地靠在椅子上，慢慢地伸直膝盖，抬起小腿，让大腿两侧的肌肉用力，每天坚持15次，会有很放松的感觉。两腿交替着做。

⑥小腿肌肉放松练习：两腿并齐，坐好，脚掌不离开地面，尽量抬起脚后跟，像跳芭蕾舞一样使脚部有弹性地上下运动，次数不限，觉得舒服就好。这个练习有助于脚部血液循环，缓解小腿肌肉紧张。

健康问答

1. 由于长期坐办公室，而且自己又不爱运动，所以体重及体形都面临严重的问题。请问赵老师，哪种方法简单且效果显著呢？需要每天少吃一点吗？

最简单的办法是动起来，这样不但对身体健康有好处，也会使你有一个好身材。如果你不能加入健身俱乐部，那最好多做体力活动，如不坐电梯等。至于吃的方面，少吃一点固然可以减轻体重，但不利于健康。可以在不减少饭量的情况下，多选取一些高纤维、低热量的食物。另外，最好学习一点营养方面的知识。

2. 我是一名柜台营业员，每天都得站上七八个小时，公司的规定又特别多。请问赵老师，有没有适合我的隐身运动？

你最好尽量走动，以增加腿部肌肉的泵血作用，改善下肢静脉回流状况。你也可以利用下面这些小动作来强身健体。

①膝盖稍稍弯曲，深深地鞠躬（图66），保持这种姿势3～5秒钟。

②取站立位，伸直背部，脚后跟着地，脚尖向上抬（图67），在这种姿势下，活动脚踝，脚尖左、右摆动。

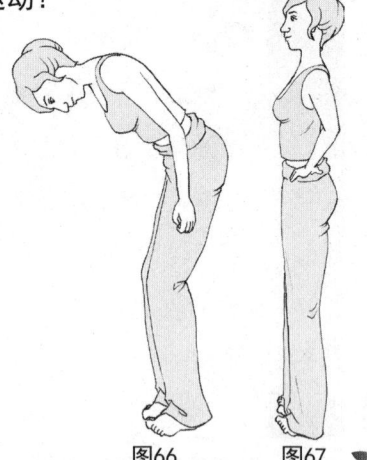

图66　　　图67

Part6 女性体质与健康：女人健身修补术

你想变得健康吗？你想变得聪明吗？你想变得美丽吗？运动，是帮你实现愿望的最佳方法。本章专为女性朋友量身订制了一系列健身方案，将女性体育锻炼的各种有关知识娓娓道来，揭示运动可以健身、健美的奥秘。

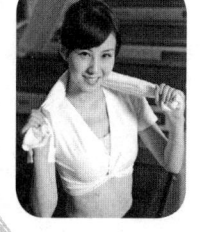

1 女人应该学会"暖和"自己

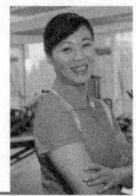

你是"冷"女人吗?生活中,存在着无数手脚冰凉的女性朋友,她们的手与脚一年四季都没有热过。怎样让自己"暖和"起来呢?有氧运动与力量锻炼便是不错的选择。

生活中,手脚冰凉的女性朋友很多见,她们每天下班回家,把凉冰冰的脚从鞋里抽出来,塞进被窝里睡了一觉,第二天怎么样?又把脚从被窝里抽出来,塞进凉冰冰的鞋子里上班去了,一年四季手脚都没有热过。

作为"冷"女人,怎样让自己"暖和"起来呢?暖和,不光是温度上的感觉,还是体质上的。人是温血动物,冷了肯定会出问题,所以始终保持"温"才能保证健康。

首先要进行适量的运动,多参加"温和"运动,如慢跑、快走、大步走、爬山、骑车等有氧运动。游泳是有氧运动,但不是温和运动,偏寒的女性要少进行。温和运动通过调动自身的机能,使运动神经系统兴奋、肌肉温度增高,使全身血液总流量加大、血液运送氧气的能力增强、肺部的气体交换加大等,这一系列变化会让身体"暖和"起来。另外,有氧运动能让全身的血液顺畅地流动起来。选择好适合自己的运动后,一定要长期坚持。要知道,想起来就练一下,几乎是见不到什么效果的。

除了要进行有氧运动外,女性朋友还要适当地进行力量锻炼,提高肌肉的质量。良好的肌肉质量会让女性保持体内的激素水平,这对女性来说非常关键。因为很多女性的健康问题都与体内激素的水平密切相关,肌肉在安静时仍然会进行能量分解代谢,产生能量,保持体温,这个过程对女性保持体形尤为有用。

"过动则耗阳",运动一定要因人而异,一定要适量,不能过度运动,否则会适得其反,带来另外的伤害。有的运动对她合适,而对你不一定合适,一定要找到适合自己的锻炼方法和锻炼强度。很多女性朋友为了快速达到目的,尤其是"减肥"（有相当一部分人并不真正需要减肥，只是跟风或者对自己的身材不自信）的人，盲目地增加运动量和运动强度，就算身体暂时能承受，但到感觉出症状时，问题就很大了！我就见过由于经常运动过度而导致闭经、慢性劳损等健康受损的例子。

另外，女性朋友要学会吃。什么东西可以多吃，什么东西要少吃，甚至不吃，以及怎么吃等。例如，来例假前5天，要调整饮食，少吃高热量、高脂肪、高蛋白、高盐的食物，不吃生冷食物（如冰水、冰激凌、冷饮等，水果除外，但不能冰镇）和寒性食物（如螃蟹、螺蛳、鸭肉、兔肉、香蕉、西瓜、冬瓜等），多吃新鲜的蔬菜、水果，直到例假结束。像螃蟹、螺蛳等寒性很大的食物，什么时候都要少吃，这是非常关键的！虾等海鲜也不能多吃，每月2~3次就可以了（经常运动也不能多吃）。平时，可以适当吃些补气、补血的食物，如红枣、山药、豆及豆制品、鸡蛋等。

女性朋友要注意保暖，注意生活习惯对健康的影响。保暖不仅仅是多穿衣服，还要避免经常在湿、冷的环境中生活或工作（如果工作需要，一定要做好保暖），如不要经常吹空调等，有机会要多晒晒太阳，但要避免暴晒。保证睡眠，睡眠是最好的调整方式，尤其是女性。睡眠不足的女性会脸色晦暗，皮肤粗糙，即使用最好的化妆品也难以弥补。所以保证每天6~8小时的睡眠对女性非常重要，而且晚上的"子夜觉"最重要，而不是白天的"补觉"。

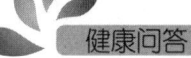
健康问答

1. 之心老师，我的身体状况不好，去年得了桥本氏病，现在吃药控制。主要的问题是身体怕凉，左手、左腿尤为明显，一用凉水洗东西就感觉骨头里都是寒的，特难受。而且脾胃也不好，夏天都不能吃水果，吃什么东西都要用微波炉加温。这种情况也是生完孩子后出现的，没生孩子之前寒凉的食物不能吃，水果和微辣的东西还可以吃。身体偏胖，身高169厘米，体重70千克，自我感觉身体特虚，吃了很多药也不见效。我这种情况做什么锻炼能恢复健康？

你可以尝试进行慢跑锻炼，从每天15分钟开始，逐渐延长跑步时间，直到每天30分钟。

2. 冷属于风湿症，祖国医学早就有记载。

风湿症只是冷的一种表现。冷不单能引起风湿症，还能引起其他很多毛病，如女性宫寒，会引起很多不适，最重要的是不孕。

2 走、跑、登山，职场女性动起来

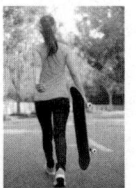

现在职场女性越来越多，其中不乏精明能干的女强人。她们的工作节奏常常十分紧张，刻意要她们去慢跑、健步走只能是奢望。所以，只能委屈在健身房里健身塑形。

要求至善至美的职场女性，常常十分看重自己的身材。现在天气渐凉，秋意盎然，职场女性不必再为炙热的骄阳而担心，那就别窝在空调屋中，把身心交给大自然，让自然为你塑造完美身材吧！

向职场女性推荐的第一个室外运动项目就是健步走。因为这是一项全世界都公认的减肥项目，可是很多国人仍然不相信走可以甩掉脂肪，这主要是因为她们走的姿势不正确。健步走之所以能够风靡全世界，不仅因为它能有效地对抗脂肪，而且更加安全。对于体重较大的人而言，慢跑对骨骼的压力大，锻炼下肢肌肉显得比较困难。健步走时椎间盘承受的压力与站立时差不多，不影响运动质量。另外，膝关节和脚踝关节承受的压力也比较小，不易发生运动伤害。

慢跑也是一项不错的运动，但是相对健步走还是有一定局限性的，因为腿部关节不好或是体重过大，慢跑是不太适合的，可是对于用脑时间长、坐姿过久的职场女性就再适合不过了。因为清晨或者傍晚慢跑，既增强血液循环、改善心肺功能，还增加脑细胞的氧供应量，同时可以燃烧体内脂肪，保持一副好身材。

职场女性一定要注意,秋季干燥,尘土飞扬,空气容易受到污染。因此,慢跑、健步走的环境要选好,不要在马路边进行,否则随着肺活量的增加,会吸入灰尘和汽车尾气,反而伤害身体。

职场女性都是受累的命,通常白天是精明能干的女强人,晚上摇身一变又成了温柔的窈窕淑女,一天24小时几乎都有了安排,刻意要她们去慢跑、健步走只能是奢望了。所以,只能委屈在健身房里健身塑形。不过没关系,下面的运动不仅仅是运动,也算是放松。

第一个推荐的运动是登山。作为体育运动或休闲活动都没有问题,登山不仅可以增加肺活量和促进血液循环,增加脑血流量,使思维更加敏捷,还可以通过大气中的氢离子和负氧离子促进人的生理功能发生一系列变化,并能降低血糖,增加贫血患者的血红蛋白和红细胞数。在保证安全的前提下保持一定的行进速度,对减少脂肪也有明显帮助。

另一个推荐的运动是游泳。很多人都选择在夏天游泳,因为泳池是消夏最好的场所,但是到了秋风瑟瑟的时候,大家都有点怕冷,就不那么喜欢这项运动了,殊不知,秋冬季游泳对身体的好处更大。所以,还是趁着现在开始进行一点"耐寒训练"吧。在冷天气下坚持游泳,有助于增强机体对疾病的抵抗能力,改善消化功能,对慢性胃炎、便秘等症状有一定的辅助治疗作用。我想,这些功效对常坐办公室的职场女性再好不过了。

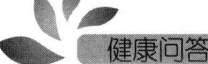
健康问答

1. 爬楼梯和登山的效果一样吗?

爬楼梯的效果虽不如登山好,却是一项非常适合都市人的健身方式,因为并非人人都具有登山条件。另外,我们也不能小瞧了爬楼梯这项运动,在国外早有人将爬楼梯称为"运动之王"。据运动医学家测定,每登高1米所消耗的热量相当于散步28米,所消耗的能量是静坐时的10倍、走路时的5倍、跑步时的1.8倍、游泳时的2倍、打乒乓球时的1.3倍、打网球时的1.4倍。如果沿着6层楼的楼梯上下跑2~3趟,则相当于平地慢跑800~1 500米的运动量。

2. 我老爸66岁了,健康,爱好散步和乒乓球运动,现在迷上了爬

山。赵老师，我老爸这种情况适合登山吗？

适合，但老年人登山应注意以下几点：

①老年体弱者应量力而行，有严重高血压、心脑血管病和肺结核等疾病者不宜登山。

②登山时忌饥饿、干渴，应带些高能量食物（如巧克力），以便快速补充能量，保证有足够的体力下山。

③注意天气变化，下雨下雪时坡陡路滑不宜登山。

④老人应带好合适的手杖，以确保安全。

⑤登山的最佳时间为中午而非早晨，因山林中负氧离子的浓度高峰是在中午以后。

3 痛经：与"不友善朋友"过招

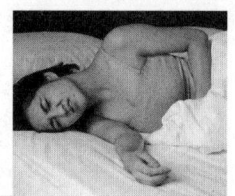

痛经有没有办法缓解呢？我告诉大家，非常简单，例假前5天，所有的油炸食物，以及鸡、鱼、肉食一概停掉，吃清淡的蔬菜、水果；另一个办法是进行有氧运动，包括慢跑，都是非常有效的。

月经是女性特有的生理现象，它伴随着女子进入青春期，度过漫长的生育年龄，直到进入更年期。月经可谓女性的"老朋友"，女人一生平均有400次月经，如果以每次经期持续5天估算，则将有66个月（也就是5年半）是在生理期间。然而伴随生理期而来的经痛，也是困扰女性最多的"副"作用。如何愉快而健康地度过经期，对女性而言是非常重要的一件事。

痛经有没有办法缓解呢？我告诉大家，非常简单，例假前5天，所有的油炸食物，以及鸡、鱼、肉食一概停掉，吃清淡的蔬菜、水果；另一个办法是进行有氧运动,包括慢跑。

我们小区里有个张姓小姑娘,这两年每当月经来临,就备受疼痛困扰,心情非常烦躁,睡眠不好,而且觉得下腹隐痛、下坠,腰骶部酸痛。如果稍微累一点,或者站立时间长一点,这些症状就会加重,总感觉经期时特别没有精神。这个小姑娘脸皮非常薄,除了在经期时买止痛药应对外,并没有采取任何防治措施。前段时间,她痛得实在受不了了,才"厚着脸皮"来找我,我教给她一些简单的小动作,并嘱咐她吃清淡的食物,效果很好,痛经现象已大有改善。

以下这几个体操动作都是针对舒缓痛经症状设计的,这些基本体操不仅不需要任何道具,想做的时候只要按要求做就行。最重要的是,这些运动不会让你有气喘如牛的感觉,因为都是一些很简单的动作,只要按要求做就可以了,不仅可以减轻痛经症状,还有美化身材的效果。

1. 早晨:腰部运动

①双腿跪下,双手叉腰。

②由左至右,慢慢地将腰部做一回转(图68)。

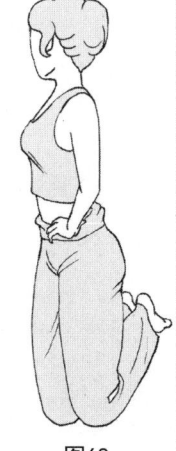

图68

③一次大约2秒钟,一开始回转动作做20～30次,逐渐增加至60次左右。

【注意事项】做回转动作时,脊椎不得弯曲,将臀部翘起来。

2. 中午:健美腰部

①取站立姿势,并将双手后背,一只手握住另一只手的手腕。

②将手腕拉向腰部所扭动的方向(图69),并保持这个姿势约20秒。左、右各重复2次。

【注意事项】膝盖不能弯曲,双脚分开的宽度要大于肩膀的宽度,一只手拉另一只手的力度感到微微疼痛即可。可以一边看电视一边做。

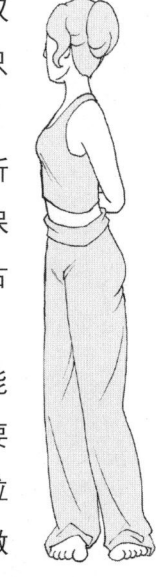

图69

3. 青蛙式瑜伽暖身运动

①维持跪坐姿势,两腿张开。

②脚跟接近臀部的外侧,膝盖分开要超过身体宽度。

③上半身挺直,手掌着地,身体慢慢向前倾。

④呼吸要自然,无需急促或缓慢,并维持这个姿势几秒钟。

⑤接下来,不要移动双腿与臀部,

双手贴地，并尽量向前延伸。

⑥背部一定要挺直，身体维持向前倾，直到手肘与胸部贴到地面。

⑦将下巴向前推，停留10秒钟，此时维持自然呼吸。

⑧双手慢慢收回来，还原到①式跪坐、两腿张开的姿势。

⑨反复做3次。

【注意事项】练习青蛙式运动时，腰部与胸部尽量紧贴地面，慢慢感受腰部及大腿内侧轻微疼痛的感觉。如果一开始胸部无法碰到地面，也不要勉强，只要双腿尽量张开并将身体向前倾即可。

另外，也可以采用下面的做法：

①双脚分立，比肩稍宽。双手放在身体前侧，手指交叉互握，双臂向前提起。

②接着双手举至头顶。

③然后转为掌心向上，手腕与背骨尽力伸展。

④最后双手分开并放下。练习3~5次。

除了这些小动作，还应配合大步走、慢跑等有氧锻炼。有研究成果表明，每周3次，每次至少20分钟的有氧锻炼，对痛经有缓解作用。

健康问答

1. 痛经期间有哪些注意的事项？

为了防止痛经发生，应多注意经期卫生，保持稳定和良好的情绪，避免剧烈的运动和过度劳累，避免盆浴和游泳，忌食生冷食物等。此外，止痛药应在医生的指导下使用，不可因止痛心切而滥用。

2. 对于女孩痛经，民间有这样一个说法，结婚以后痛经会自然消失。这样的说法有道理吗？

有一定的道理，但不全对，要根据病因来分析。年轻女性痛经，一般从初潮开始就痛，有的可能跟子宫的角度有关，例如，子宫过度前倾或过度后倾等。当成年结婚生子后，这种情况会有所改变。

4 "包包族",你的骨骼可好

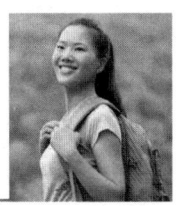

很多年轻的女性朋友钟情于手提包或双肩背包,背起来不但显得时尚、前卫,还可以容纳很多东西,所以上班族的大包里总是塞满了零散的小物件:小到手机、钱包、化妆品,大到文件,甚至是笔记本电脑。殊不知,这样的时尚却会成为健康杀手。

现在,很多年轻女性钟情于手提包或双肩背包,背起来不但显得时尚,还可以容纳很多东西。殊不知,这样的时尚却会成为健康杀手。

为什么?大提包或背包虽然可以成为百宝箱,但是对腰椎、肩、颈、背形成一定负担,久而久之会造成骨关节疾病,如颈椎病、腰肌劳损、腰椎间盘突出等。

这种对腰背部的危害主要集中在两点:一是过重的大包对脊椎的伤害,由于一边肩部负重,无法保持两肩的平衡,易造成脊椎侧弯;二是大包超重而肩带又过长,伤害主要集中在颈部肌肉,如此长期的紧绷状态会影响血液循环,造成肌肉疲劳。

我的建议是,减轻包的重量,采取一些适量的骨骼运动,尤其是针对颈、背、腰的运动。

1. 双手擎天俏颈肩

双脚分开,与肩同宽,脚尖与膝关节朝前,微微屈膝(力量比较好的年轻人,下蹲幅度可以大些,甚至可以弯曲至大腿与地面平行的马步姿势),上身直立(图70)。双手掌心向上提到胸前,然后翻手,手心向上犹如托重物一般举过头顶,手臂尽量向后,双肘自然弯曲,肘关节与耳在同一水平线上(图71)。坚持1~2分钟。

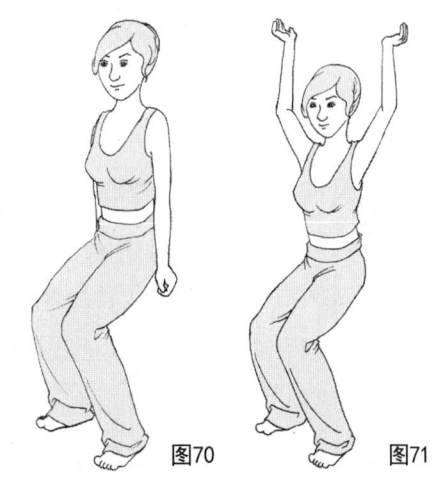

图70　　图71

这个练习可改变颈部运动模式，增强颈部肌群的力量，预防肩部功能退化。

2. 回头远望脊柱坚

双脚站姿，与上一动作相同。上身以腰为轴，在头的带动下做垂直转动，直到转至自身的最大角度，双手举到头的后面。当身体转到最大角度后，双手跟上，转到眼前成搭凉棚状。然后双眼通过凉棚远眺，保持回头远眺2~3秒，然后在头的带动下身体转向对侧，重复刚才的远眺动作。左、右各坚持做10~15次。

可有效锻炼腰部肌肉群，提高腰部力量，同时对脊柱骨、椎间盘等腰部关节疾病的预防与康复也起一定的作用。

3. 旱地划船操

身体挺直，双脚开立，上身前倾，塌腰挺胸，抬头向前看，双手前伸（如抓住划船的双桨）。然后双手从前位向后拉（如拉船桨动作），此时后背肌肉用力夹紧，做50次左右。这个动作对颈椎、胸椎、背部肌肉是一种综合锻炼，可有效缓解和根除伏案工作者颈、背部的许多问题。

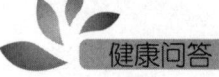

健康问答

1. 赵老师，我弟弟今年25岁，患左侧股骨头坏死。我们曾到北京好几家专业医院就诊，医生都表示不能负重并且需要拄双拐，治疗时间非常长。看您的视频里面有介绍用慢跑或大步走来加强韧带和肌肉的锻炼，是否会影响股骨头？有什么注意事项？锻炼时间如何控制？

你就让他按照电视上的方法进行锻炼，每天30分钟左右的大步走锻炼（步子迈开比正常的步子大20~30厘米），同时进行腿部的力量锻炼，如弓步蹲起、硬拉起等。平时走路尽量不要拄拐杖，拐杖只是在走路过程中作为防止摔倒的工具，而不应该成为借力的工具。

2. 赵老师，我的左腿得了滑膜炎，水肿，很疼，医生说可能是运动不当造成的。除药物治疗外，他建议我尽量少动或不动，现在水肿下去了，也没有那么疼了。我想恢复锻炼，可他们说这种病很容易反复，还是不要动好。但是我想不动不行，我快60了，不动我的身体不就完了吗？赵老师，这种情况下，我该怎么办呢？

你可以保持运动，但不要做关节负荷比较大的动作，如跳舞时的转身动作、从高处跳下动作等。另外，进行小半蹲锻炼，每天坚持做30分钟（开始时每次可以5分钟，分几次完成，以后逐渐延长坚持的时间）。

3. 我是一名股骨颈骨折的患者，已经半年了，现在拄双拐行走。如何锻炼可以早日康复？我现在每天坚持骑健身车，不知可以达到康复目的吗？

除了骑健身车，你还要进行髋部肌肉力量锻炼，促进其功能康复，针对股骨头坏死的3个锻炼动作都可以，都是针对局部的力量锻炼。另外，你一定要把拐杖放到一边，按正常人的姿态去走路。

5 保护胸前防线，确保健康乳腺

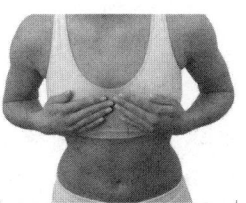

女性一般都不太关注上肢力量和胸部肌肉锻炼，殊不知这是改善乳腺问题的绝世良药。也许你在公园里会看到一些大妈在不停地做拍胸动作，没错，这个拍胸动作对乳腺特别好！

几乎每个人都是吸吮着母亲的乳汁长大的，乳房是伟大母亲的象征，是女性的骄傲。同时，乳房作为女性特征性器官，对形成女性形体美起着很重要的作用。因此，乳房能否健康发育，并保持良好的健康状况，对每一个女性都是至关重要的。从出生到年老，乳房经历儿童期、青春发育期、育龄期、怀孕哺乳期、老年期等生理阶段，每个阶段乳房的生理状态不同，易患的疾病也不同，但最常见的当数乳腺增生。

在例行的身体检查中，许多女性都被医生提醒："你的乳腺有些增生啊。"这句话让很多女士非常紧张，生怕与乳腺癌、与英年早逝的"林妹妹"挂上钩。

曾任美国第一夫人的南希·里根曾被确诊为乳腺癌,这一事件曾一度引起过诸多女性对乳腺健康的关注。1992年由美国发起的"粉红丝带"活动,是全球最有影响力的乳腺癌防治活动。每年的10月被定为"世界乳腺癌防治月",每年10月的第三个星期五被定为"防乳癌关爱日"。

每到10月,世界各国的政要、名流、影视明星都会佩戴标志性的"粉红丝带",呼吁大家关注女性乳房健康,发放乳腺癌防治宣传手册,唤起女性预防、战胜病魔的信心。

由此可见,乳腺的健康问题已被很多人所关注,但依旧有许多女性朋友经受着乳腺疾病的困扰,如北京某区的女教师在一次体检中,发现乳腺增生的比例占40.6%;据某饭店统计,其女性员工157人,其中116人有乳腺增生,占75%。

过高水平的雌激素和乳腺癌的发病有关,而适当的体育锻炼可以降低女性激素的水平。

方法很简单,当你每天在公园或小区中遛弯儿时,不光走,而且加上拍胸、举手的动作:左手平举,右手拍胸(乳腺上端),然后是右手平举,左手拍胸(图72),交替进行,每天最好拍三五十下。这个动作可以增加血液循环,改善淋巴循环,更能调节人的心理,使人远离不良情绪。

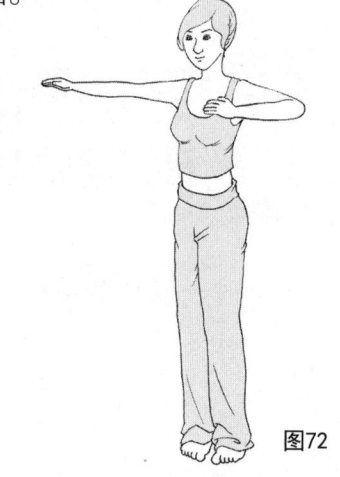

图72

健康问答

1. 由于不小心,我做过4次"药流"。请问赵老师,我有没有患乳腺癌的可能?

目前,有关这方面的研究尚存在争议,但不论流产对乳腺是否有影响,流产本身总会给身体带来一些损伤,为了自己的健康,一定要积极避孕。

2. 之心老师，我女朋友又抽烟又喝酒，我想知道烟酒对乳腺的影响大不大？

吸烟与乳腺癌的关系，专家得出的结论并不相同。但有研究表明，饮酒量越大，其患乳腺癌的危险性越高。不管怎样，吸烟、饮酒是不健康的生活方式，因此应予以摒弃。

6 10分钟丰胸运动，告别"太平公主"

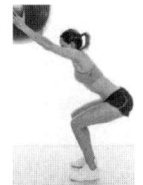

平胸也不必烦恼，情急乱投医反而可能"拔苗助长"。少女只要注意改掉长时间伏案读书的毛病，适度地做做扩胸运动，沐浴时做做自我按摩，生活起居正常，胸部自然就会发育。即便已经是成年女性，要想做个丰胸美人，也可以通过运动来促进胸部发育，每天花10分钟就可以达到目的。

"飞机场""太平公主"，这些"雅号"放在你身上，会作何感受？所以，有些女孩由于没有丰满的胸部和美丽的身材，显得格外焦急。

邻居秦阿姨有个16岁的女儿，有段时间一会儿对着镜子照，一会儿又趴在床上哭，甚至连饭也不吃了。秦阿姨问她怎么了，她也不说话，秦阿姨急得不得了。

接下来的几天里，这孩子没有去上学，一直在家里哭，秦阿姨这才带她去医院。医生一直感觉她身上滚烫，一量才知道是高烧，体温39.5℃，医生要给她听一下心肺，她说啥也不肯。这时医生才发现她把胸束得紧紧的，想帮她松松，她把胸部捂得更紧了。在医生和她妈妈再三劝说下，她才揭开束胸带，里面还有纱布，打开一看，把医生和秦阿姨都吓坏了。原来她的两个乳房侧面都有刀口，而且红肿得很厉害,刀口处已经有脓血渗出,表明有严重感染。

医生消毒后,拆线打开伤口,立即有脓液流出。医生分别从两侧乳房内取出两个填充物,接下来经大剂量抗生素治疗及一个多月的反复换药,伤口才慢慢愈合,但乳房上的疤痕恐怕很难消失了。少女的隆乳梦,就这样破碎成一个悲剧。

平胸也不必烦恼,情急乱投医反而可能"拔苗助长"。少女只要注意改掉长时间伏案读书的毛病,适度地做扩胸运动,沐浴时做做自我按摩,生活起居正常,胸部自然就会发育。即便已经是成年女性,要想做个丰胸美人,也可通过运动来促进胸部发育,每天只需花10分钟就可以达到目的。这套丰胸运动的特点在于锻炼胸部肌肉、提高乳房的支撑力,进而促进血液循环,增强胸部皮肤的弹性。唯有运动才能真正让胸部坚挺,使之拥有完美迷人的上围曲线,告别"太平公主"。

①伸直背部肌肉,抬头挺胸。双手合十于胸前,这时彻底撑开肘部,双肩不要摆动,要平心静气,始终让胸部保持用力的状态,同时在手心上用力,相互推压般缓慢地向左、向右移动,当手到达中心位置时吸气,做10~20次。

②伸直背脊,抬头挺胸,也可在胸前用双手夹住书本等物。切记,撑开胸部是关键,此时要轮番吸气,然后吐气,同时将手臂向前伸直,如同要使劲按压双手手心一样,胸部用力。缓慢进行10次左右。

③双手平举,手心向下,与肩同高。双臂向胸前位置交叉合掌,手臂伸直,向上抬高到头顶上方,双臂贴耳侧,再缓慢向下放回到胸前位置。缓慢进行10次左右。

④双手向内,屈肘,双手臂在胸前呈"口"字形。由上手臂带动,缓慢向上,抬至与额头等高处,然后再放下,回到预备位置。上下来回进行10~20次。

日常的一些运动也可以达到丰胸效果。

一是游泳。除了对肺部有益和保持健美身材外,对乳房的健美也有帮助。尤其是蝶泳和自由泳,这两种泳姿最易使胸部肌肉强健,使胸部丰满。

二是做俯卧撑(图73)。俯卧床上,身体正直,双手支撑身体时收腹挺胸,

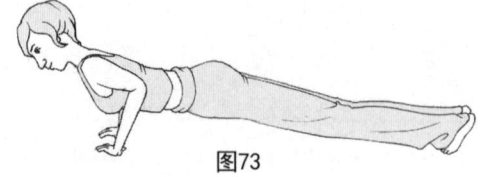

图73

双臂与床呈90°角,卧低时胳膊弯曲,身体不能挨到床。起初做10来个回合,以后渐渐增加,可起到锻炼胸部肌肉群、丰满乳房的作用。

三是哑铃法。仰卧于床上,两手持哑铃于胸部上方。两臂自然分开,腰背肌肉收紧,胸部向上挺起,同时吸气并收缩胸肌,伸臂并举起哑铃至两臂完全伸直。稍停后,轻轻呼气落下,哑铃收回原位。连续做数次。注意:胸部要始终挺起。

女性除了常做丰胸锻炼外,体态也很重要,无论站立或行走都不要弯腰驼背,经常做双肩后展动作,也有助于抬高乳房的位置。按摩乳房时用力不能过猛,乳房已经下塌者,千万不要从上至下按摩乳房,而应从下至上在乳根处多按摩几次。按摩完乳根后,再用手指由乳根向乳头方向轻轻按摩,动作力度千万不要太大。按摩结束后,再静养一会儿。

健康问答

1. 请问赵老师,胸部大小不对称怎么调整?

像这种轻度乳房不对称的情况比较常见,正如每个人的双手、双脚甚至双眼都不完全相同,所以不用过度担忧。如果很在意的话,就在日常生活中多注重锻炼,可利用器械进行锻炼,卧推器和哑铃可以锻炼支撑胸部组织的肌肉群,让胸部显得更结实有弹性,这种方法对左右胸部不对称的针对性很强。

2. 赵老师,鼓起勇气问你一个问题:乳房太大能变小吗?

把乳房发育过大或过小当作精神负担是不必要的。乳房过大,需要进行充分的全面体育锻炼,以减少全身的脂肪。同时,还要多做胸肌群的力量锻炼,以消耗胸部多余的脂肪,其中俯卧撑就是一种很好的锻炼方式。

Part 7
男性健康管理：
男人身体维修书

男性过了一定的岁数，身体就会在岁月面前慢慢走样，要让男人身强力壮，离不开健身运动。本章介绍有关男性健身方面的知识，让你轻松选择最有利于自己的健身方案，随时随地进行健身运动，让生活更加丰富多彩！

1 男人40岁，请"修理"肌肉

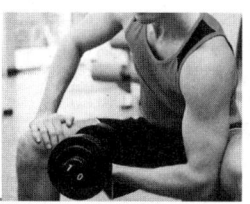

体育锻炼是保健防病的不二法门，这一点对于40岁以上的人来说更显重要。如果上了40岁的人懒于运动的话，那么离疾病就不远了。体育锻炼不是教条，而是一种实实在在的运动，每一投足，每一挪步，甚至用手指理理头发都是锻炼。

40岁男人最大的毛病是守着小成功、渴望大发展，于是拼命地透支健康，殊不知，健康就像雪山一样，随时可能崩塌下来。

年过40的男人，就像一台运转已久的机器，需要一次大修，心血管、心脏、肾脏、糖尿病、高血压、前列腺炎等疾病是其健康大敌。

年过40岁的男人，要注意身体的变化，哪怕是细小的不适和反常都要引起警惕，因为任何一种小疾都有可能日积月累成为大患。人的健康是吃出来的，大部分疾病也是吃出来的。比如，摄取油脂过多易诱发心血管疾病；饮酒过度伤胃、伤肝，且易患高血压；蛋白质摄入不足会加速衰老；维生素不足会减弱人的免疫力等等。在饮食上，许多男人以为食物越精、一日三顿越丰盛就越有营养。事实恰恰相反，家常便饭最养人，饮食要科学合理，营养要得当。

据医学界的权威统计，如今中年男人易患的慢性病，80%以上是由于饮食不合理、营养失调引起的。

人过40岁，事业有了基础，可是身上的担子也加重了，这时应特别注意劳逸结合。而他们通常易犯一个毛病，就是守着成功，又渴望更大的发展。所以，时下凡40岁以上的男人都感慨活得太累，过度累了，就会积劳成疾，毁掉健康，到最后则得不偿失。

体育锻炼是保健防病的不二法门，对40岁以上的男人来说更显重要。如果懒于运动的话，那么离疾病就不远了。体育锻炼不是教条，而是一种实实在在的运动，每一投足，每一挪步，甚至用手指理理头发都是锻炼。

首先要"修理"的就是肌肉。肌肉好比男人的土地，如果不及时"修理"，就将失去生命之本，因为肌肉是保证男性激素的首要基础。

男人到40岁时，男性激素丢失速度非常快，身体发胖，即意味着体内激素降低。男性一旦雌激素增多，就会表现出打鼾、胡子变少、声音变细、小心眼、性能力下降等。

一块贫瘠的土地，无论怎样施肥，也是长不出好庄稼来的。

很多人都觉得，40岁再锻炼肌肉能有什么用呢？其实，人的肌肉最大特点是"用则生，不用则退"。只要锻炼，就会保持良好的身体状态。

千万别以为肌肉锻炼是健美运动员的事儿，对于普通人，肌肉锻炼是缓解健康问题的有效途径。肌肉训练包括耐力训练、力量训练和速度训练。中年人更应侧重肌肉的柔韧性锻炼，如抻拉动作。

1. 有氧练习

对消除脂肪、告别大肚子有很好的帮助，还可以有效地缓解压力，对排出体内毒素也有一定的效果。

2. 器械练习

《黄帝内经》有言"肌肉若一"，对肌肉的锻炼一刻也不能歇。因为这一时期大多数人在生理上开始进入下降期，如果此时不锻炼肌肉，将导致在衰老期出现很多问题，而此时的锻炼能有效地降低机体衰老的速度。

在运动的同时，饮食上要格外小心。膳食应多样化，以谷类为主，多吃蔬菜、水果和薯类，并要时常吃一些豆类及乳制品，适量摄入鱼、蛋和瘦肉。对于肉类的摄入量要适当减少，烟酒之类应严加控制。

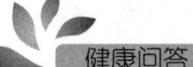
健康问答

1. 赵老师，我爸爸68岁，患糖尿病，还需要肌肉锻炼吗？

需要，肌肉锻炼如哑铃、器械练习，不仅使肌肉强壮，更可使体力和耐力增强，有助于你父亲增强信心和方便日常生活。另外值得一提的是，肌肉锻炼可消耗体内的葡萄糖，强壮肌肉，有助于降低血糖水平。

2. 请问赵老师，有没有方法可以测试自己的肌肉状况？

方法有很多，美国研究人员设计的几种测试方法值得借鉴。

①登阶耐力测试法：利用高度约20厘米的台阶，连续登40个台阶，速度比平时走路快些，用时40～50秒钟，然后根据自身的感觉进行判断。若感觉"轻松"，表示肌肉耐力不错；若感到"吃力"，则表示肌肉耐力较差。

②腹肌耐力测试法：仰卧床上，请人按住双脚，膝盖弯曲呈90°，手抱头，上身坐起，两只胳膊肘靠近膝盖。数数30秒钟内能做几次仰卧起坐，次数越多说明肌肉耐力越强，反之越弱。

③体肌耐力测试法：双腿朝前伸直坐下，坐正，脚尖翘起竖直，身体前倾。测试手指尖究竟能伸出脚尖多少，伸出越多，显示肌肉耐力越强。

④起坐肌力测试法：将胳膊放在胸前，在保持背部伸直的状态下站起来、坐下。测试30秒钟内能重复几次这样的动作，次数越少，表示肌力越差。

上述方法不很严格，只是大概的测试标准。为了及时掌握肌肉力量下降的速度与幅度，可每隔3个月或半年做1次这样的测试，以便及时调整锻炼方法和生活方式。

2 中年男人的"十戒"

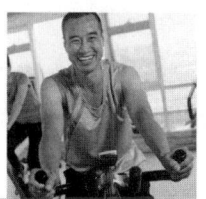

奔波于社会、家庭和事业之间的成功中年男性，最容易透支的是健康。但很多处在这一阶段的男性并没有意识到这一问题的严重性，照常参加各种应酬，依旧是该吃吃、该喝喝，不断地在本就高危的健康上加压。正是这样无休止地奔波，使得很多事业有成的中年男士英年早衰、英年早逝，给社会和家庭带来了极大的损失。

中年常被看作是男人的"收获季节",不但事业有成,而且还是家庭的精神支柱和经济支柱。然而,奔波于社会、家庭和事业之间的成功中年男性,最容易透支的是健康。但很多处在这一阶段的男性,并没有意识到这一问题的严重性,照常参加各种应酬,依旧是该吃吃、该喝喝,不断地在本就高危的健康上加压。正是这样无休止地奔波,使得很多事业有成的中年男士英年早衰、英年早逝,给社会和家庭带来了极大的损失。

面对这一"高危人群",我建议中年男性要"十戒"。

一戒太懒惰。人到中年,很多人开始感到两腿沉重、身心疲劳,因为累、乏而不再锻炼,这均说明你已开始"衰老"。因此,这时就更不能任由自己的性子来,必须督促自己定时锻炼,参加慢跑、散步、打拳、做操、游泳等有氧运动,同时配合器械进行肌肉练习。如果没有时间到健身房锻炼,推荐每天抽出10~20分钟练习新编八段锦,这也是练习肌肉力量的好办法。

二戒过劳累。该年龄段的男士往往都是肩挑工作、家务两副重担,如果生活、工作没有合理的安排,时间久了自然会积劳成疾,睡眠不佳、食欲不振,甚至出现血压升高、心肌缺血等多种病症。所以,建议那些游走于灰色地带的中年男性,尤其是事业有成的中年男性,繁忙的工作、生活节奏并不是好现象,合理作息、工作才是行之有效的健康好方案。

三戒易发怒。家庭琐事、工作压力是中年男性最常面对的问题,因此,很多人会烦躁动怒,易产生情绪上的波动,殊不知这些火气往往走到了肝部,也就是人们常说的动了"肝火"。而情绪波动剧变,往往使交感神经处于极度兴奋的状态,增加肾上腺素分泌,导致心跳加快、血压升高,各器官的正常生理功能受到干扰,同时还会诱发胃溃疡、高血压、冠心病等。化解不良情绪,学会良性宣泄,可以说是中年男性的必修课。

四戒吃太多。奔波往往让人很有食欲,而很多人也认为干得多、吃得多是天经地义的,所以不加节制。这种观念让很多人忽略了控制饮食这一重要环节,也成了导致肥胖的因素之一。我的提议是,每餐吃七分饱,这样既可以给胃肠蠕动一个好的环境,同时也有利于身体健康。

五戒烟不断。烟被很多人视为"知

己",因为有些人认为吸烟可以消除劳累、提精神。虽然知道危害巨大,但仍然对其不离不弃,可是烟往往是威胁中年人健康和生活的元凶,是增加某些慢性病和肿瘤危险的"杀手"。因此,建议能不抽就戒,能少抽不多吸。

六戒喝酒凶。适当饮酒对健康有益,但长期大量饮酒甚至酗酒,很容易引起一些非传染性疾病,如脂肪肝、高血压、肝硬化等,因此,适量饮酒或者戒酒饮茶才是不错的选择。

七戒欲无止。人到中年,如果性生活还想像年轻时不加节制,很容易伤害身体,因此不要纵情,更不可纵欲。

八戒轻体检。定期健康体检很重要。通过体检可以发现一些潜在的疾病,但是很多人忽略了这一点,把健康隐患留了下来,使身体不知不觉地陷入各种疾病的困扰之中。

九戒病不治。很多人尤其是一些当了领导的中年人,在知道自己身体出现问题时不愿声张,也不愿治疗,以为自己还年富力强,能扛就扛,使疾病得不到及时正确的治疗,或者将原本可以通过运动和饮食调节的不健康状态延误成慢性病,甚至付出生命,不禁让人扼腕。

十戒心情压抑。这一戒很重要,为什么这么说呢?因为男人尤其是中年男人,承受着来自家庭、工作、社会各个方面的压力。他们不愿意让家人分担压力,不能向同事朋友倾诉,很多人选择咬紧牙挺过去,殊不知这一挺一忍让很多人就成了"英年早逝"。因此,学会良性宣泄,学会借助运动发泄,是必要的,也是重要的。放弃压抑,用运动成就健康吧!

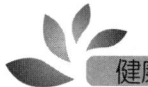
健康问答

1. 合理作息才是行之有效的健康方案。所以,老公下班后,我不用他做家务,让他好好休息。这样做有道理吗?

对于经常坐办公室的人来说,最好的休息不是坐着,而是运动起来或者做家务,做家务也是夫妻两人非常好的交流机会。

2. 戒压抑——有气、有压力回家来发泄,家里亲人要认真倾听、耐心对待,让他尽情释放负面情绪。

最好的发泄方式是通过其他合理的途径,比如进行慢跑,在心情不好的时候出去跑跑，在大汗淋漓下把一天的不愉快都消除掉。有人喜欢回家向亲人倾诉，这当然也不失为一种方法，但如果经常向家人倾吐不快，家人的心情也会受到负面影响。

3 运动，让肾虚的男人不再"心虚"

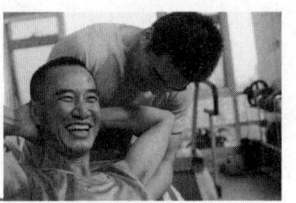

阳痿怎么办？如果是因为纵欲，那就歇歇吧。就像跑了几千米一样，歇一段时间就可以恢复了。有人说我都歇了几个月了，怎么还不行，试问你纵欲多长时间了？有的说几年了。试想，纵欲了几年，能几个月就歇过来吗？没有几年的工夫是不行的。

现在肾虚的人越来越多，而且愈加年轻化，大家有没有想过是什么原因造成的。

得了这种病的朋友为了小便正常，为了重新找回男人的尊严，有时什么都豁出去了。可到头来，有几个真正治好的，这是为什么，难道此病就这么难治吗？

这病得从根上说起，也就是从病的源头上说起。中医认为，肾主生殖与大小便，肾主封藏和积蓄，里面藏着人体的精气，精气就是人活力的能源所在。如果不能保持住精气的话，人就打蔫，没有活力了，也就老得快，而耗散精气最快的要数房事了。如果房事不节，只追求一时的乐趣，而不顾精气的损失，就危险了，人有多少精气可以这样流失？没有多少，聪明人知道如何保护它，而愚蠢的人才只会为了一时的快乐去失掉它呢。在日日为欢、朝朝云雨的过程中，不知不觉丢掉了自己最宝贵的东西，到头来追悔莫及。

但更多的人根本不知道阳痿、萎靡不振、记忆力下降的罪魁祸首正是自己的纵欲。不但不知，还想尽一切办法使自己恢复以往的活力。市场上出售的壮阳药、补阳药，其实多半都是调动自己肾精外泄的假壮阳药，千万不可一试。如果阳痿了，就说明肾精虚少了，就像水库里面的水少了。这时如果再服壮阳之类的补药，以求一快，就好比本来储蓄不多的水库再次开闸放水，这样肾精就更少了。

阳痿了怎么办？如果是因为纵欲，那就歇歇吧。就像跑了几千米一样，歇一段时间就可以恢复了。有人说我都歇了几个月了，怎么还不行？请问你纵欲纵了多长时间了？有的说几年了。试想，纵了几年，能几个月就歇过来吗？没有几年的工夫是不行的。

要想恢复得快，光休息是不够的，还需要用别的方法让身体强壮起来，只有如此，补阳才能够跟得上，正所谓"兵马未动，粮草先行"。运动和饮食都是壮阳的"粮草"。要预防和治疗肾虚，首先要劳逸结合；其次一些简单的健身动作可强身健体、预防肾虚，甚至可作为肾虚者的辅助治疗手段。

1. 搓脚心

每天两手对掌搓热后，以左手擦右脚心，以右手擦左脚心（图74）。早、晚各1次，每次搓300下。

中医认为，脚部的一些穴位（如涌泉穴）是浊气下降之处，经常按摩可益精补肾、强身健体、防止早衰，对肾虚引起的眩晕、失眠、耳鸣等症状有一定的疗效。

2. 练太极拳

练习太极拳，最好在清晨选择空气清新的公园内、树下、水池边。

3. 按摩腰部

每天两手掌对搓，至手心发热后，分别放至腰部两侧，手掌向内，上、下按摩腰部（图75），至有热感为止。早、晚各1次，每次约200下。

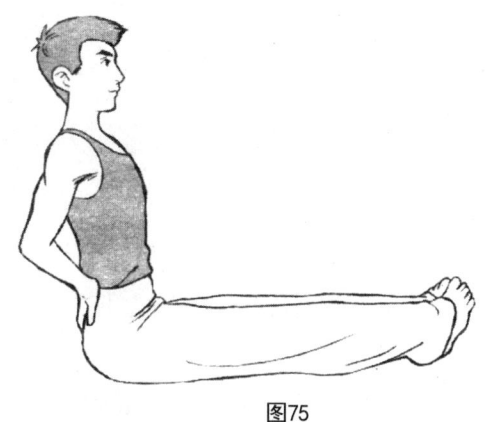

图75

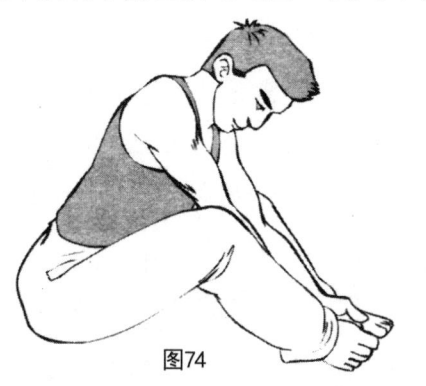

图74

4. 缩肛运动

全身放松，自然呼吸。呼气时做缩肛动作；吸气时放松。反复做30次左右。

5. 腰肌锻炼

①两足开立，半蹲姿势，配合着呼

吸,做缓慢的左、右转体动作(图76),以意念想象腰部力量在增加。

②两足开立,身体前倾,双臂自然下垂,双腕上翘,手掌与地面平行;以腰为轴,向左、右转动画圆(图77)。配合缓慢呼吸,以意念想象腰部力量在增加。

腰肌无力很容易引起早泄、阳痿,因此,加强腰部力量很重要。

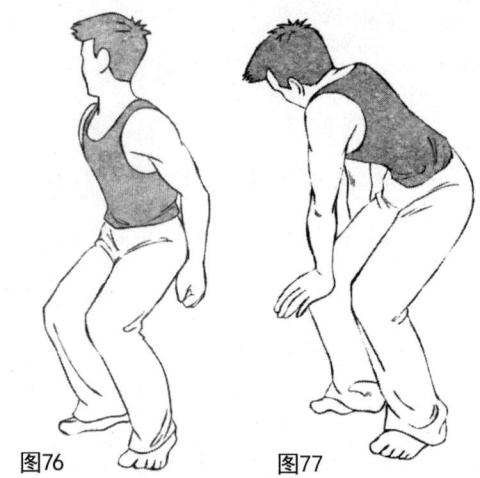

图76　　　图77

健康问答

1. 之心老师,我40岁出头,事业小成。可是最近总觉得精力不如以前充沛,头晕耳鸣,浑身无力,腰酸背疼,腿发软,性生活质量下降。这是肾虚吗?需不需要进补?

表现上看是肾虚症状,但最好找医生确诊一下。

肾虚是不是需要进补,应因人、因时、因地、因症而异,不能盲目行事,应当在医生的指导下合理使用药物、补品。否则,你损失的不仅仅是金钱,更可能是健康。你可以通过运动来改善身体状况,上面的所有方法都可以一试。

2. 发生肾虚时,饮食上有哪些需要注意的事项?

肾虚之人应根据自身情况,宜吃具有补肾壮腰、强筋健骨作用的食品。偏肾阳虚者,宜进食一些温补肾阳的食物;偏肾阴虚者,应进食一些滋补肾阴的食物;肾虚兼有遗泄者,应进食补肾填精的食物。肾虚之人一般忌吃生冷大凉之物,忌吃辛辣香燥食品;出现肾虚浮肿时,忌葱蒜等刺激性食物,也应戒烟酒。

4 前列腺炎：害你在心口难开

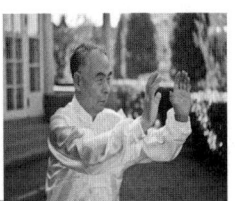

要是你不幸被前列腺炎所困，一定想过许多办法，跑医院，看医生，吃药打针，结果发现，这些方法都收效甚微。别着急，对付这类疾病，最好的方法还是传统的养生术。许多中老年患者都是在中西药物治疗无效后，自学、自练传统的按摩、推拿、食疗等，而后治愈疾病的。

前列腺是位于膀胱底前部、直肠前方的栗子形器官。其所处的位置比较隐蔽，又不像心、肝、脾、胃、肾是生命的重要器官，一直被人们所忽视，甚至有的人还不知道男性身上有这么一个器官。然而，这个器官虽小，却是人类生殖系统的一个重要腺体。

前列腺分泌物参与精液的组成，其发病影响生育功能。尿道在它中间穿过，前列腺肥大时压迫尿道造成排尿困难。而让医生和患者最头疼的是，它一旦发炎，会引起一系列不适症状，给人以精神困扰，治疗方面又困难重重。在泌尿科门诊，前列腺疾病几乎占总数的一半。

要是你不幸被前列腺炎所困，一定想过许多办法，跑医院，看医生，吃药打针，但结果发现，这些方法都收效甚微。对付这类疾病，最好的方法是传统的养生术。许多中老年患者都是在中西药物治疗无效后，自学、自练传统按摩、推拿、食疗等治愈的。如果经很多治疗方法前列腺疾病仍未好转的话，不妨试试下面的方法：

1. 甩手提肛

两脚分开，与肩同宽，双目平视，挺胸、收腹，全身放松，双手五指并拢，手心向后。在吸气的同时提肛，两手向前伸直，随后呼气，这时随即松肛，两手向后甩去。两手前、后甩动为1次。

每晚睡前做亦可，体弱者暂时做100次（5分钟），逐步达到200次（10分钟）。呼吸要自然，以免发生头晕。

2. 屈膝

膝弯曲，脚掌着地，两脚稍稍分开，缓慢呼吸，用手支撑，使背、腰、臀部向上提起，同时收缩会阴肌肉，全力上提肛门（图78、图79）。呼吸3~6次后，肌肉放松，姿势还原。重复做5~8次。

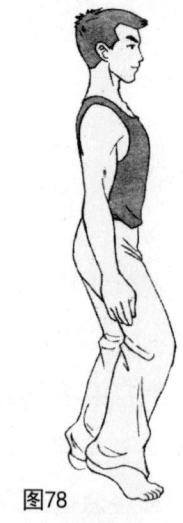
图78

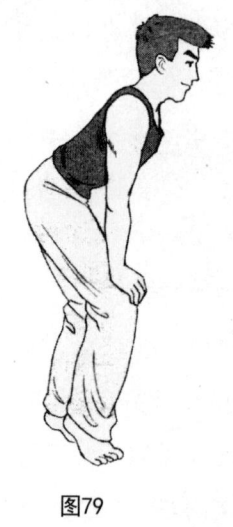
图79

3. 揉腹

取仰卧位，手掌根按在中极穴（位于脐下13厘米），用手掌按揉。按揉约5分钟，按揉时力量要深透。

4. 推腹

取仰卧位，先用单掌由肚脐向曲骨穴方向推10次，再用双掌由腹部两侧向曲骨穴以倒"八"字形直推10次。按揉时力量要深透。

5. 揉按丹田穴

取仰卧位，双手重叠，按在下丹田穴（位于脐下13厘米），左、右旋转各按揉30次。用力不可过猛，速度不宜过快。

6. 俯卧

缓慢呼吸，额部枕于双臂上，下巴内收，左、右腿伸直，轮流抬高、放下（图80）。重复做5~10次。

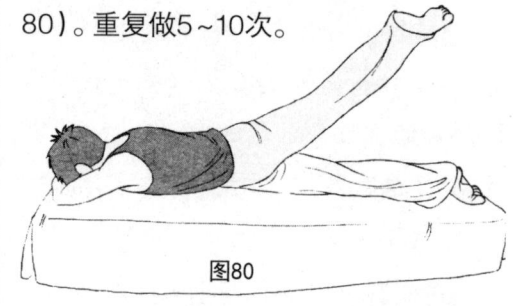
图80

1. 我最近半年多来尿频、尿急等，一直没有去医院检查，我怀疑得了前列腺炎。请问怎样判断是否患慢性前列腺炎？

慢性前列腺炎表现各异，常见症状有：

①排尿异常，尿频、尿急、尿余沥不尽，排尿困难，尿道滴白等。

②常出现下腹部、腰骶部、腹股沟、大腿、会阴部睾丸等处坠胀、疼痛。

③性欲低下、勃起障碍等，与心理因素无关。

④乏力，腰膝酸软，失眠、多梦等。

5 缩肛去"肥大"（前列腺肥大）

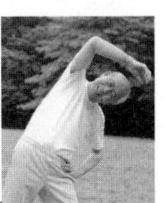

男人到了58岁这个年纪，如果素来注重保健，应该还是活力十足的，但有些男人未到花甲之年，已身患隐疾，有苦自知。江先生患上了男人独有的疾病，即前列腺肥大（前列腺增生）。患这个病的男人一般已届中年以上，最大的病症是小便困难。江先生6年前开始小便困难，近两三年越来越严重，每次小便都不能一气呵成，而是一点一点地慢慢出来，至少要花3~5分钟才能完事。最令江先生苦不堪言的是，一到下午就开始频繁尿急，到了晚上更变本加厉，每天晚上往往要小便八九次，根本无法正常睡眠。

男人像江先生这样，苦不苦？十分苦啊！然而，像江先生这样的男性朋友非常多。

自我按摩可以使血液循环加快，起到消炎、止痛和消肿的作用。一些按摩可以预防和治疗前列腺肥大。

1.按摩腹部

①取仰卧位，左手压在右手上面（图81），从腹部左侧上、下按顺时针方向，以手掌根部按摩100下。

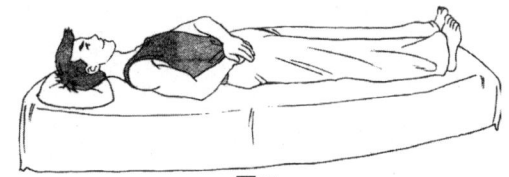

图81

②右手压在左手上面，按逆时针方向按摩100下，交替按摩5次，以感到腹部发热、麻胀为好，阴茎以及睾丸、前列腺部位都有触电般的刺激，又如同针灸样的酸、麻、胀感觉。

2.揉睾丸

双手搓揉腹股沟，围绕尿道周围及腹股沟上、下进行搓揉，再用手轻轻地揉睾丸。

3.按摩胸部及外阴部位

取仰卧位，双手相叠，从前胸至外阴

部位，以手掌根部反复按摩500下。

4. 按摩阴囊与肛门凹陷

取侧卧位，两腿弯曲，弯腰，双腿分开，以方便用手按摩阴囊根部与肛门间的凹陷处。开始时一只手上下左右转圈揉动按摩500下，然后换手，以同法再按摩500下。

以上方法每日早晨醒来、午睡后、晚间睡前各按摩1次。

5. 缩肛法

每天临睡前及早晨起床时，躺在床上缩肛50下。有规律地收缩肛门，可以促进会阴部静脉血液回流，使前列腺充血减轻、炎症消退。

注意：缩肛必须用力，过后最好马上排尿。

6. 推拿按摩法

①用一只手的手掌置于腰骶部，以全掌进行揉动（图82）。

②反复做20～30下，力度宜稍重些。

7. 深压按摩

①前列腺的体表部位在肛门与尿道根部之间，可间歇用力深压，以局部出现酸麻感为宜。

②每日按摩1～2次，可在午间或晚睡前进行。如家中有条件做直肠内按摩，其效果更好。

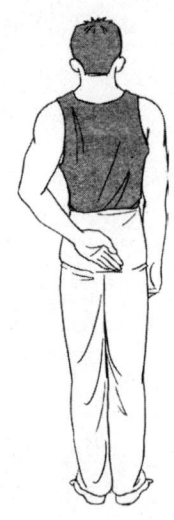

图82

健康问答

1. 我今年61岁，最近常出现尿频、尿急，伴轻微的排尿困难。请问赵老师，我这种情况属前列腺增生吗？

鉴于你目前的症状，应属一期前列腺增生，你应该到医院去确诊一下。

2. 我今年42岁，性欲较旺盛，丈夫51岁，患有前列腺增生，我们还能过性生活吗？

前列腺肥大患者过性生活，要根据年龄、增生程度、具体状态等因素，注意以下几点：

①年龄在60岁左右，前列腺肥大不严重、无排尿不畅等症状，身体条件和性功能又好，可以过性生活，以每月1次为宜。

②若年事已高，前列腺增生严重，有排尿困难或房事后发生尿潴留，吃药难以控制，则不宜过性生活。

③在应用雌激素药物治疗前列腺肥大期间，千万不能过性生活，以免诱发阳痿。

6 平凡手法治疗频繁遗精

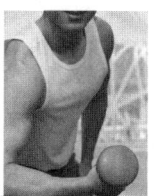

一般说来，每月遗精两三次或三五天遗精一次，都属正常现象，甚至在短期内，一两天遗精一次也不应认为是异常。如果长期频繁遗精，天天发生，甚至一夜发生几次，则可能是病理性的。

古时候，中国人认为梦遗是"狐狸精缠身"，西方人也曾认为梦遗是"夜天使"造访的结果。虽然现在人们已经不再把梦遗看作鬼怪作祟，但仍有人对此充满疑虑。

遗精基本上可以说是一种生理现象，因为正常成年男性约有90%发生过遗精。遗精又分梦遗和滑精，青春期发育后至老年都可能出现。夜间梦中遗精又称梦遗或梦失精。

一般说来，每月遗精两三次或三五天遗精一次，都属正常现象，甚至在短期内，一两天遗精一次也不应认为是异常。

如果长期频繁遗精，天天发生，甚至一夜发生几次，则可能是病理性的。包皮过长、尿道炎、前列腺炎是引起频繁遗精最常见的原因。

中医认为，遗精大多因肾虚失摄、精关不固所致。医学体操简单易练，在常规治疗的同时积极练习，可以起到很好的效果。

1. 准备姿势

坐在床上，两腿伸直，脚尖朝上。自腰以上身体挺直，双手掌放在两膝盖上。

2. 运动姿势

①双手轻轻握拳，两臂缓缓缩回，

两肘尽量伸向背后,两前臂紧贴在左、右肋下(图83)。

③头渐渐低下,同时弯腰,两臂向前

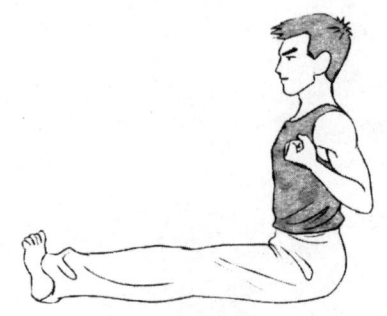

图83

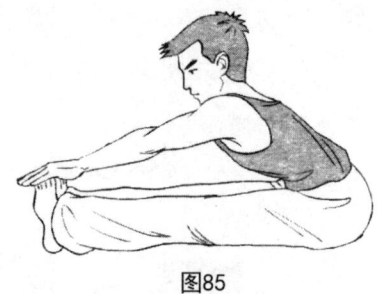

图85

②双拳松开,掌心朝上,由头部两侧向上直托,似举重物。两臂尽量伸直,手背朝下,双眼仰视两手背(图84)。

向下伸,用手指尖触碰脚趾尖(图85)。

【注意事项】

一是最好用硬床板,床一头高、一头低,高低相差20~30厘米。运动时面向低处。

二是以上3个动作连贯起来做,算1遍。开始每次锻炼时重复做10遍,每日做2遍,最好选在起床时和睡觉前各做1遍。

三是体质较差的人可酌情少做几遍,以不感到劳累为宜,但要逐步达到每次做30遍。动作宜缓慢,要轻柔自然、准确,用力不要太猛。

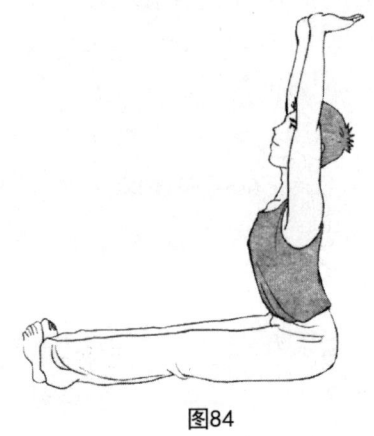

图84

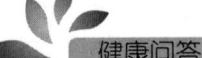
健康问答

1. 请问赵老师,我未婚,每月五六次遗精是不是太频繁了?

每月4~5次属频繁遗精,但你不要为此背上思想包袱,过分顾虑重重,反而会导致遗精次数增多,造成恶性循环而不能自拔。除上面这些锻炼方法外,你还需要做到下面几点:

①建立正常与有规律的生活习惯,多参加有益的文体活动,驱散集

中于性问题上的注意力,将自己从沉湎的性问题中解脱出来。

②注意性器官卫生,经常清洁外生殖器,勤换洗内裤,不穿紧身裤。

③调整睡眠习惯,防止睡眠时下半身太暖和,被子不宜太厚重。睡眠姿势尽量减少俯卧位,两手避免放在生殖器部位。睡前不饮酒、不吃刺激性食物,睡前不要长久洗热水澡或浸足,睡前也不要做剧烈运动。

2. 赵老师,频繁遗精会影响生育吗?我好担心以后还有没有生育能力。我是在校学生,无性经历,现在遗精频繁,一个月2～3次,有时候是乳白色的,有时候又跟米粒一样,请问这需不需要治疗?

一个月遗精2～3次属正常情况,不必为此背上思想包袱。有乳白色分泌物要考虑是不是患有前列腺炎,建议你到医院泌尿外科进行前列腺液检查,查明原因,及时治疗。

7 早泄气不泄,按压得健康

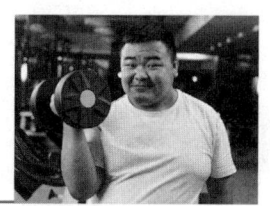

一位40多岁的中年男士,神情落寞地向医生陈述自己结婚20多年,婚后就开始早泄,后来性能力越来越差,妻子也很少达到性高潮。他恨自己没有用,愧为一个男子汉。

"早泄"是中青年男性很常见的一种性功能障碍,80%以上的患者是由精神因素引起的,如久别重逢、新婚蜜月、过度兴奋或紧张等。另外,过分疲劳、心情郁闷、饮酒之后、房事不节、夫妻关系不融洽也会诱发早泄。

早泄是男子性功能障碍中仅次于阳痿的最常见症状。根据国际诊断标准判定,早泄是指性交时间短于5分钟或在性生活中未能使女方达到高潮和满意。早泄不但影响性生活质量,还会引起阳痿等其他性功能障碍。

一些按摩方法可以有效地治疗早

泄，现介绍以下几种方法：

1. 摩压手指

用右手大拇指、食指和中指抓住左手中指，由指根部往指尖部抻拉（图86），直到皮肤变红为止；或用右手的三个手指按压左手无名指和小指之间的骨头处，使皮肤变红为止。

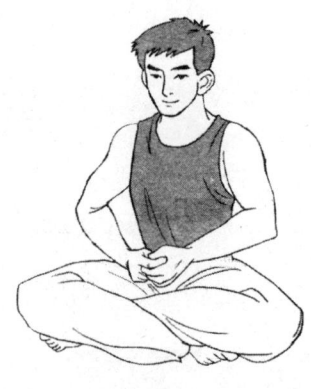

图86

2. 按压法

①经常按压第四腰椎。

②揉按脚踝后内外凹陷窝偏下处。

3. 兜肾功

①两手搓热，一只手兜睾丸，另一只手小指侧放在小腹部毛际处，然后双手齐用力向上擦兜睾丸、阴茎100次左右。然后换手，同样再擦兜100次左右。

②两手搓热，然后来回适当用力搓揉睾丸、阴茎100余次。

③两手掌挟持睾丸和阴茎，用力向上、下各拉3~5次。

④用手指揉搓睾丸，两手交替进行，然后揉小腹几十下。

【注意事项】

兜肾功又名"铁裆功"，是古代养生名家的私密健身功。

此法用力的强度和次数要循序渐进。初练时用力要轻，次数可酌减，练后以不感疼痛和无不适为度。待练到一定程度后，用力要尽可能大，次数可增到几百次。

要保持阴部清洁，防止感染，阴部有湿疹或炎症者不宜操练此功。

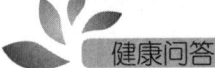

健康问答

1.原来我们的性生活非常和谐，同时达到高潮的次数不算少，妻子为此很满意。自从我被调到市场部，需要经常出差，情况就变了。都说"久别胜新婚"，但出差回来，刚开始的性生活，往往妻子还没有达到快感，我就泄了。妻子产生怀疑，我也暗暗担心，是不是患上了早泄？

早泄不能以是否快感同步为标准。像你出差回来，因长时间没有性生活，刚回到家，开始的性生活会出现"类早泄"情况。如果为此整天惴惴不安，每次房事都心烦意乱，生怕性生活质量不好、妻子不满意，在这种心理紧张、焦虑和担心之下，反而会诱发真正的早泄。

无论是不是早泄，你都可以运用所介绍的锻炼方法来强壮自己。

2. 请问出现早泄后，如何进行饮食调养？

出现早泄后，饮食调养一般有以下要求：

① 多吃壮阳食物：主要有狗肉、羊肉、核桃、牛鞭、羊肾等。

② 多吃含锌的食物：如牡蛎、牛肉、鸡肝、蛋类、花生米、猪肉、鸡肉等。

③ 多吃含精氨酸的食物：如山药、银杏、冻豆腐、鳝鱼、海参、墨鱼、章鱼等。

8 临阵收兵谈阳痿：运动等于用"伟哥"

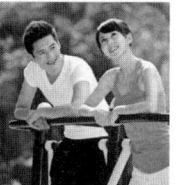

10个阳痿的男性中，只有一人肯就医。另外，在阳痿群体中，吸烟、肥胖者十分常见，与此有关的患者要更加注意了。

世界上有多少人患阳痿？美国的统计是3 000万；对13亿人的中国来说，可能是这个数字的数倍。

我碰到的阳痿病人，不是几个，而是几十人，甚至是上百人了。

就在前两天，还有个40来岁的朋友打电话向我咨询他阳痿的病情，这位朋友刚娶了一位24岁女子为妻。新婚燕尔，如胶似漆，但是相处一个多月后，妻子不满意丈夫的性功能。他很苦恼，于是到一家中医院找医生吃补药，但越补越疲软，这才急了，一个电话打到我这里，我跟他说这事不能着急，体质需要很长一段时间来调养，你现在就练大步走吧。之后我又教给了他一些按摩方法，他这才满意地挂上了电话。

什么是阳痿呢？阳痿又称"阳事不举"等，是最常见的男子性功能障碍性疾病，是指男性在性生活时，阴茎不能勃起，或勃起不坚，或坚而不久，不能完成正常的性生活，或阴茎根本无法插入阴道进行性交。阳痿发生率随年龄增长而上升。男性在50岁以后，不少人会阳痿，到了65~70岁时阳痿发生率进入高峰。

阳痿也可能是心脏病或其他疾病的前兆，因此应该及早就医。然而调查却显示，10名阳痿的男性中，只有一人肯就医。另外，在阳痿群体中，吸烟、肥胖者十分普遍，与此有关的患者要更加注意了。

健身、按摩可以畅达气血，疏通经络，调整脏腑，从而促进衰退的性功能及早康复。

1. 阳痿体操

①端身正坐，叩齿36次，搅舌后

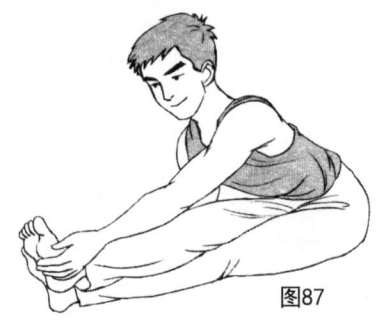

图87

鼓漱口腔，吞咽津液，轻搓涌泉穴（图87），左、右脚各99次，继而松宽衣带，放松身体。

②取卧位，面向右侧，枕头高低适中，口唇轻闭，舌抵上腭，闭目养神，右上肢外展，屈肘仰掌于枕上，手指微曲。左上肢屈肘，左掌心劳宫穴正对脐心。右下肢放松，保持自然弯曲，左下肢屈膝呈45°，双足趾内收（无需特别用力，仅用意念调整）（图88）。

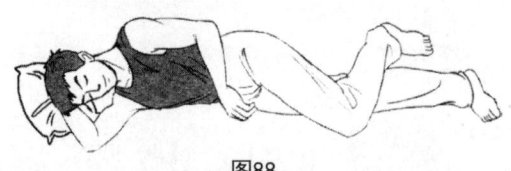

图88

③自然呼吸，调匀为宜。以后调神时，呼吸任其自然，即要求心静神宁，排除杂念，注意力集中于阴部。

此法对精神性阳痿患者表现出的注意力不集中、焦虑有改善作用。

2. 按摩命门

①命门穴在第二腰椎棘突下，以一中指指端腹面置于命门，按压时吸气，呼气时还原。重复做5~7次。

②两足分开，比肩稍宽，自然放松而立；双手握拳，分别置于体侧；咬紧齿，闭紧嘴，用鼻呼气；左转腰，带动右拳，轻叩神阙穴，左拳背转叩命门，还原时

吸气。再呼气时，右转腰，两拳互换，同时相对轻叩命门和神阙穴。左、右转为1次，重复16次。练熟后，可逐渐加重双拳的叩击力量，以能耐受为度。

③两手掌互搓擦至热，来回横擦命门穴16次。

注意：此法用于肾阳亏虚阳痿。

3. 摩擦腰骶

①双手对搓，感觉温热后，取俯卧位或坐位，以两手中指放在食指背上，两食指并拢、紧贴腰骶正中（图89）。

②从尾骨附近长强穴至命门穴（图90），反复上、下摩擦，每次80~100下，以腰骶部有发热感为度，每日1次。

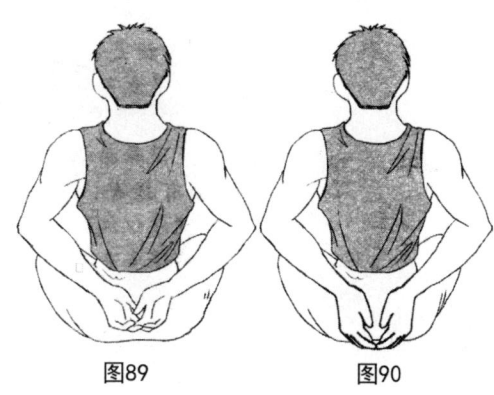

图89　　　　　图90

健康问答

1. 听说吸烟会导致阳痿，这是真的吗？

肯定是真的。欧洲的一些国家在香烟盒上的危险警告标签不是写"吸烟危害健康"或是"吸烟会损害你的肺功能"，而是写"吸烟会引致阳痿"。

2. 现在壮阳药、性药满大街卖，这些东西到底有没有用，滥用这些药物有什么坏处？

一些药物是有一定效用的，但是危害也很大。多数医生会告诉你，滥用这些药物会导致神志不清、流鼻涕口水等，对内脏也会有损害。其实这些仅仅是看得见的，还有很多看不见的危害。历史上的皇帝大多短命，与滥用这些药物是有一定关系的。

Part8 健身不"贱"身：科学健身是根本

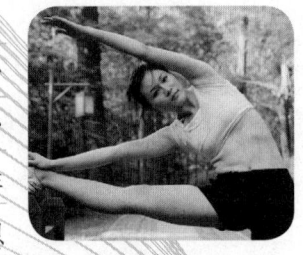

健身是长久之计，终身之计，健身时间越长，受益越多，终身健身，终身受益。健身并非权宜之计，疾病侵袭，方想健身，犹如临渴掘井，为时晚矣。健康是人生最宝贵的财富，不要为健身而健身，不可追逐时尚而不切实际，健身要防止走入误区。

1 想对减肥者说

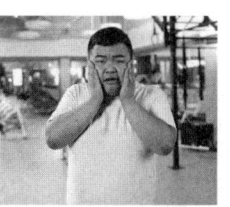

为了甩掉多余的脂肪和赘肉,吃药、运动、节食、抽脂,可以说太多的花样、太多的偏方,可谓"乱花渐欲迷人眼"。但是就效果而言,单纯吃药、节食、运动难以达到最佳效果,只有科学合理的运动与饮食才是减肥的根本。

最近从报纸上看到一则消息:位于英国北部的一家著名三星级酒店宣布,该酒店将按照客人的体重收住宿费——每千克体重住宿费为34便士,因此,100千克体重的客人每晚住宿费就高达34英镑。结果这种收费方式遭到许多胖子的强烈反对。但该酒店主人称:"我们这样收费是有道理的。因为胖子一般都短寿,而苗条的客人寿命会更长一些,可以更经常光顾本店,为我们带来更多的收入,当然要对瘦子适当优惠一些。"

这条新闻很另类,引起了我的注意。很明显,这揭示了一个问题,酒店新规定虽然引起了肥胖人群的不满,但不能否认肥胖人群的寿命的确较短。人们通常认为吸烟有害健康,但英国科学家的研究表明,肥胖威胁似乎更大,英国一份研究报告表明,过度肥胖最高使人减少寿命13年。

现在的统计资料表明,中国的肥胖人数比1992年增长了3倍,城镇人口肥胖率远远大于农村人口。因此,提高对肥胖的认识显得格外重要。

面对肥胖,大家都能认识到其危害,也做了很多努力。为了甩掉多余的脂肪和赘肉,吃药、运动、节食、抽脂,太多的花样、太多的偏方,可谓"乱花渐欲迷人眼"了。但是,就我个人的观点来看,单纯吃药、节食、运动难以达到最佳效果。

对于吃药,我不推荐,因为是药三分

毒，而且药物治疗，治标不治本。而对于运动，很多人是比较提倡和推崇的，但是很多人发现，运动下来效果并不很明显，有的人甚至是增加了体重。其实这并不奇怪，很多人发现这一现象马上会选择增加运动量，这种做法是不提倡的。运动后增重，很可能是因为突然的大运动增加了食量，而没有很好地控制饮食而导致的。因此，运动与节食应该并行。而且，要特别注意运动时间的控制，并不是时间越长越好，控制在1小时以内是最合理的有氧运动时间，也是黄金减肥时间。提醒诸位减肥爱好者，科学合理的运动与饮食才能达到真正减肥的目的。

健康问答

1. 之心老师，想问一下，怎样减掉腹部的赘肉？

要想减掉赘肉，首先要进行中、低强度的有氧运动，如慢跑、大步走、骑车等，每次30～50分钟，每周运动不少于5天。其次进行小重量的力量锻炼，提高肌肉质量，提高代谢水平，可以针对局部进行一些加强性锻炼。

2. 赵老师：您好！有关"保鲜膜裹身减肥"的方法，似乎有很多争议。我个人理解，保鲜膜裹身体可以使局部温度升高，有利于"燃烧"脂肪，应该是可行的一种方法。不知道我的这种推论有没有科学依据？

体温升高对"燃烧"脂肪没有实质性的帮助，反而会导致局部的温度过高而运动能力下降。用保鲜膜裹身的方法去锻炼弊大于利：局部出汗增加而排泄不畅，导致汗液滞留在皮肤下而出现皮疹等，且影响皮肤"呼吸"功能。这种方法对促进排汗并没有太大的意义。

从健康的角度说，这种方法不可取。如果想增加排汗量，可以穿厚衣服或者雨衣等，既能促进排汗，又能让皮肤"呼吸"通畅。

2 你是有智慧的跑者吗

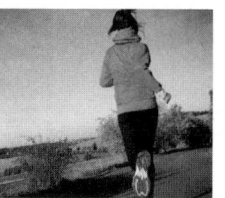

慢跑该怎么跑？什么程度才是慢跑？其实很简单，就是在跑的过程中，可以顺畅地与同伴交谈或者聊天，不会因为气喘而影响谈话，身体微微出汗即可，这些都是慢跑的标志性特征。

许多人认为，慢跑不过是跑跑步而已，并没有什么特别的技巧，其实这种观念是错误的。要知道，任何一种运动都有其技术与要领，不掌握要领，非但达不到运动功效，反而对身体器官造成伤害，慢跑运动亦然。所以，要做一个既专业又有智慧的跑者，必须了解跑步的相关知识，并时时检查改进自己的训练方式、营养补给及生活作息，才能收到事半功倍的效果。

从事慢跑运动，不可不知道正确的程序及要领。人的身体就好比一部汽车，是由许多零件组合而成，为了让它跑得更稳更持久，必须正确使用及注重定期保养，使所有参与运转的零部件均得以协调配合，以顺利达到预设的目标。那么，慢跑到底该怎么跑？达到什么样的程度才是慢跑呢？大家知道，慢跑是一项减肥的好运动，很多人也喜欢通过慢跑来锻炼身体。那么，什么样的跑步才是慢跑呢？其实很简单，在跑的过程中，可以顺畅地与同伴交谈或者聊天，不会因气喘而终止谈话，身体微微出汗，这是慢跑的标志性特征，可以用这个来判断是否是慢跑。

慢跑运动看似乏味，但只要亲身尝试，马上就会发现它魅力无穷，越来越多的人为它着迷，甚至跑上了瘾，想戒都戒不掉！世界各地投入慢跑运动行列的人与日俱增，除健康的因素外，就是因为跑步充满了简单性、趣味性及多样性：可以自我挑战，也可以与别人竞争；可以在太阳下跑，也可以在倾盆大雨中狂奔；可以在操场上绕着圈子跑，也可以沿幽深的山间小径独跑；可以跑得很舒畅，也可以跑得很疯狂。不论何时何地，只要一件汗衫、一条短裤、一双跑鞋，就可以享受到跑步的乐趣，以及令人满足的成就感。

健康问答

1. 我想在暑假期间每天早晨出去慢跑，但是我的心脏不好，可以参加慢跑吗？

慢跑是锻炼心脏的重要运动之一。要保护心脏，你还可以做下面的运动：

①大步快走和大步慢走：两者有差不多的功效，相关做法请参见其他相关章节。

②打太极拳：对高血压、心脏病等都有较好的防治作用。一般而言，体力较好的患者可练老式太极拳，体力较差者可练简化式太极拳。不能打全套的，可以打半套；体弱和记忆力差的可以只练个别动作，分节练习，不必强求连贯进行。

3 运动要因人而异

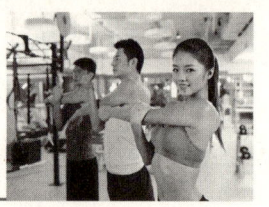

每个人的体质不同，病因形成的因素不同，因此，进行锻炼、治疗时，需要遵守"因人而异"的原则。也就是说，由于人和人、病和病随时间、环境等因素造成的差异而不尽相同，锻炼方法也有所不同。

很多人都认为自己天天走路、跑跑步、打打拳、爬爬山、游游泳、玩玩球就"锻炼"了。诚然，这些运动对促进健康能起到很好的作用，但对增强体质还是不够的。

我们知道,人是杂食动物。"杂"是获得充足营养的关键,如果我们每天只吃馒头这种单一的食物,很难满足正常的营养需求。同样的道理,如果我们无论春夏秋冬只坚持跑3 000米或其他某一单项运动,也难以满足一个人健康的需求。

中国有句古语:一个篱笆三个桩,一个好汉三人帮。人的健康像篱笆一样,好篱笆没有若干个结实的桩会形同虚设。人是由相对独立且又相互联系的四大系统(运动系统、神经系统、生殖系统、造血系统)组成的。人体缺少或削弱哪一个"桩"都会出现健康问题。从锻炼模式上来说,各系统也绝不会是一样的,锻炼中的"杂"体现在锻炼内容和方法的"多样性"上。因此,锻炼方式绝不是单一的,"杂"是关键。

每个人的体质不同,疾病形成的因素不同,因此,进行锻炼、治疗时,需要遵守"因人而异"的原则。也就是说,由于人和人、病和病都随时间、环境等因素造成的差异而不尽相同,锻炼方法也有所不同。

很多人都喜欢爬山,的确有不少人通过爬山锻炼,高血压病好了,严重的退行性疾患好了。但是,也确实有人倒在了爬山的路上,北京著名的运动医学研究所每年要接诊数千名爬山造成的腿部受伤者。为什么大家都在锻炼,有些人锻炼后收效很大,而有些人不但无效,反而受到伤病困扰呢?这说明,健身必须寻找适合自己当前情况的锻炼方法。现在人们最缺乏的是在锻炼时没有对自己的健身进行"设计"。

下面我向大家推荐美国训练专家制订的10年健身计划,这个计划可供不同年龄健身者参考。

20多岁: 选择高冲击有氧运动、跑步或拳击等运动方式。好处是消耗大量的热量,强化全身肌肉,增进精力、耐力与手眼的协调。在心理上,这些运动有助于解除外在压力,暂时忘却日常杂务,获得成就感。

30多岁: 选择攀岩、踏板运动、溜冰或武术进行健身,除了减体重,这些运动还能增加肌肉弹性,特别是臀部与腿部的肌肉,有助于加强活力、耐力,能够改善平衡性、协调性与灵敏性。在心理上,攀岩能培育专注力,有助于坚定自信心。溜冰能令人愉悦,忘却心中的烦恼和不快。

40多岁: 选择冲击有氧运动,如健步走、爬楼梯、打网球等运动。对身体的好处是增加体力,加强下半身肌肉力量,特别是双腿。爬楼梯很适合忙碌的上班族。打网球则是全身运动,能够增加身体各部位的灵敏性与协调性,让人保持精力充沛。这些运动有助于神清气爽、松弛紧张情绪和减轻精神压力。

50多岁:适合的运动包括游泳、重量训练、划船以及打高尔夫球等。游泳能有效加强全身各部位的肌肉与弹性,而且由于水的浮力支撑,不如陆地运动吃力。重量训练能坚实肌肉、强化骨骼密度。在心理上,游泳兼具振奋与镇静的作用,专心划水让人忘却杂念。重量训练有助于提高自我形象的满意度,压力与烦躁随汗水宣泄而排出体外。

60多岁:建议多做散步、跳交际舞、瑜伽或水中有氧运动。散步能强化双腿,预防骨质流失与关节紧张。跳交际舞能增进全身的韵律感、协调性与优雅感,非常适合不常运动的人。瑜伽能使全身更加富有弹性与平衡感,常做能预防身体受伤。水中有氧运动主要增加肌肉力量与身体的弹性,适合肥胖和老弱者健身。

"运动要适量",人人皆知,但是这个"适量"怎么判断呢?一句"因人而异"又使适量没法量化了,"适量"虽然要因人而异,其实仍可通过一些通用的标准,如体重、饭量、睡眠、大小便和精神等,判断运动量是否适量。

1. 体重基本稳定

刚开始进行体育锻炼的人,4~6周内体重不应超过或减少3千克左右。如果运动后体重增加,很多人也知道需要调整运动量,但是那些希望通过高强度的运动来减肥的人却高兴地说:"这不正好达到减肥目的了吗?"但不要高兴得太早,通过大运动量的运动来迅速降低体重,可是要付出健康代价,可能出现一系列不适反应,如精神萎靡、食欲不振等。

2. 饭量大起大落

运动之后很多人胃口好了,吃饭自然多了,如果连续1周每日的进食量超过平常的3倍,或出现少于1/3,都应视为运动过量。这就要找运动健身教练为你改改"运动处方",调整运动量。

3. 按时睡觉和起床

正常睡觉时间每日保持在6~8小时,参加体育活动后,每日能按时睡眠或起床,说明运动量正合适,应该保持下去。如果每日睡眠不足4~5小时,或嗜睡超过10个小时,可能是身体的不良反应。

4. 大小便有规律

基本按时大便,每日1次。如果连续3天每天次数超过4次,就不正常了。正常的昼夜排尿量在1 500毫升,如果尿量多于2 500毫升或少于500毫升,都应视为不正常。

5. 运动后精神好

运动过后,稍有疲劳但还有继续锻炼的兴趣,对日常工作、学习没有特别影响,这就视为适量。在初期锻炼中,如果发现不明原因对工作、生活有影响,上班时经常犯困,可能就需要在运动量上找问题,看是否运动量大了些。

这5个标准适用于一般人在运动后的自我检测。如果发现有其中的一条不正常,应当调整运动量;如果发现有两条不正常,应当减少运动量或及时到医院进行身体检查;如果发现3条以上,就应当停止运动并及时检查。

健康问答

1. 赵老师,我做了剖宫产,想知道满月后,我能减肥吗?做运动会影响子宫吗?

适当运动(散步)可以加快子宫复原,但不能过度,以免影响伤口。合理的饮食加坚持锻炼,你应该可以恢复到比较好的身材。

2. 我剖宫产到现在已经满80天了,腰腹部的皮肤仍比较松弛,而且脂肪较厚。请问赵老师,可以转呼啦圈(比较粗的那种)减肥健身吗?

不可以,现在才80天,伤口还没痊愈。你可以每天做产后恢复操,或者用手经常搓揉肚子,这样也会减掉脂肪。

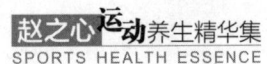

4 适量运动中"度"的把握

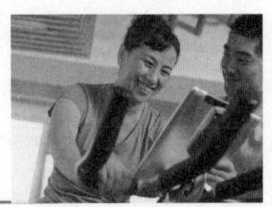

<u>运</u><u>动不能过度，也不能三天打鱼两天晒网；运动要持之以恒，循序渐进，平衡适度。如果三天两头应付式地锻炼一下，这样的锻炼对身体收益不大。</u>

要想身体健康必须进行体育锻炼，但如何锻炼是个值得慎重对待的问题。俗话说，水可载舟，亦可覆舟。不正确的锻炼方法不仅于身体无补，反而会损害身体的机能。

美国有位叫斯坦利的女士，参加每周3次、每次30分钟的脚踏车训练，2个月后，她变得精神焕发、结实有力，体重减轻了4千克，抵抗力也增强了。为此，她高兴至极，以为在此基础上加大运动量可以收到更好的效果。于是，她改为每周锻炼6次，每次练1小时，再加上每天长跑1小时。然而，不久她就感到肌肉和膝关节疼痛，精神也变得萎靡不振，甚至常常莫名其妙地患感冒。还有一位退休职员，以前每周游泳几次，效果不错，后来改为每天滑雪24千米，不久他就感到周身肌肉疼痛，甚至连臀部也痛起来。经检查，他因运动过量导致筋关节损伤，得了关节炎。

前些时候看到一则电视广告，说的是运动就要酷到底。作为某种产品的宣传，这样的口号是刺激人心的，但是从医学角度来看，运动就不能酷到底，而是要讲究平衡与适度，任何过度运动、超负荷运动都会对身心造成伤害。

许多长寿的老人都有一个共同的特点，即运动不过量、不勉强，适可而止，绝大多数人都选择了散步、慢跑等运动方式。一位运动专家说："不在于运动量的大小，重要的是运动时间。"从生物钟养生角度来看，散步、慢跑不仅适宜于老年人，也适宜于各年龄段的人。它简单，容易坚持，也不需要场地，随时可做。

散步是最能促进体内各种节律正常

的全身运动，双腿、双臂有节奏的交替运动，与心跳非常合拍。在我国，坚持散步达到健康的人最多。

慢跑的功效与散步相同。通常掌握"三、五、七"的运动是安全的。

"三"指每天步行约3千米，时间30分钟以上。

"五"指每周要运动5次以上，只有坚持规律性的运动才能产生效果。

"七"指运动后心率加年龄约为170次/分，这样的运动量属中等度。比如，50岁的人运动后心率达到120次/分，60岁的人运动后心率达到110次/分，这样能保持有氧代谢。若身体素质好，有运动基础，则运动后心率加年龄可到170次/分左右；身体差的、年龄大的，运动后心率加年龄为150次/分左右。否则会产生无氧代谢，产生不良影响甚至意外。

健康问答

1. 如何知道自己是不是运动过度？

过度运动的特征是：①肌肉持续酸痛；②疲劳，精力不佳；③沮丧；④急性伤害，如膝关节扭伤；⑤运动成效无进展，甚至下滑；⑥难以入睡；⑦紧张不安；⑧食欲不振；⑨不顾生病或受伤，仍旧进行健身；⑩生活步调完全以运动为中心，忽略对家庭与朋友的承诺；⑪错过运动时间时，会出现非理性的愤怒与罪恶感；⑫持续出汗或大量出汗；⑬感冒等小病不断，这是因免疫系统衰弱而引发的。

2. 我怀孕前喜爱很多运动，现在就不敢做什么运动了，胃口也就不好了，老抱怨家里饭菜不好，但饭菜刚刚做好还热的时候特别想吃。在家里吃完饭也没事可做，感觉很无聊。我上班下班都是步行，有时下班还上街去买东西，平时在家里也会经常上下楼梯，我总不想坐着没事做像个病人似的，这样更提不起兴趣吃东西。请问我这样的活动好吗？对身体是否有益？

其实孕妇也应该适当运动，适当的运动对胎儿有好处，只要自己不觉得累，适量就好。孕妇不是一点运动不能做，否则分娩时容易难产。

Part 9
健身也要健心：
用运动驱赶"心事"

身心健康是生命进程中的两条腿！"身"好、"心"好，两者交织可使人气生辉。

心理状态对一个人来说很重要，疾病在很大程度上受心理影响。实际上一个人心理平衡，疾病不会缠身，得了病好得也快。在良好的心态下，身体才会增强抗病能力，才能产生更多的抵抗力；精神一旦崩溃，抵抗力则随之下降。

如果锻炼过后便"完事大吉"，回到家里判若两人，懒惰、懈怠、无所事事、郁郁寡欢，甚至生闲气、无名火，这等于白锻炼，疾病也会成为不速之客，找上门来。同时，锻炼也是改善心情的良方。

1 莫让闲事扰心头，和抑郁症说"再见"

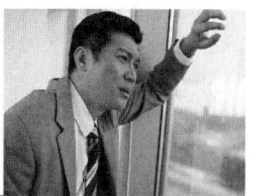

现代社会越来越多的都市人患上了抑郁症，甚至著名的央视主持人崔永元也曾经向观众袒露他患重度抑郁症。抑郁症能不能自我治疗呢？想要对付和预防"抑郁"，除了做专业的心理辅导和药物治疗外，最重要的还有运动。抑郁症患者通过运动能让自己快乐起来。想要快乐的你，不妨试试我们的"运动偏方"。

一代巨星张国荣在高空中"飞扬谢幕"，离开了人世。他的纵身一跃成就了他人生戏剧般的凄美尾声，可让喜爱他的影迷、他的朋友以及家人痛心欲碎。在他死后一段时间内，各大媒体上都能看到有关他死于抑郁症的讨论。

目前抑郁症已经成为死亡的又一杀手。当自杀人群中有50%~70%是抑郁症患者时，这个名词就应该引起我们的重点关注了。

一次，一位40岁的女性来找我咨询健身问题。咨询中我得知她是一位"腕级"记者，可是她说自己现在对什么都没有兴趣，身体越来越糟，脑子里总是盘旋着一个"死"字……"想死"这一想法在抑郁症患者中极为普遍。

在这里，我举一个自杀的案例。沈阳市某厂的一位工程师，"文革"期间高中毕业，通过自学获得了工程师专业技术职称，自尊心、上进心极强，工作积极肯干，多次被评为厂里的先进工作者，厂里还送他出国学习。回国后，他总想搞出点发明创造，以不辜负厂领导的期望，给全厂职工看看。由于心理压力太大，造成精神抑郁，一时拿不出成果，便觉得无颜见江东父老，最后投河自尽了。

我翻阅了一些相关资料，因抑郁症而自杀的人还真不少。凌怀本、马喜真二位先生在《从海明威之死谈起》这篇文章中指出："有人对118名服过量药物恢复后的男女进行调查……52%是为了摆脱自己可怕的精神抑郁。"也就是说，因患抑郁症而自杀的人数占自杀总人数的一半以上。

由此可见，抑郁症的危害是十分巨大的。很多国外专家一致公认，抑郁症是"公众健康的头号敌人"，在今后的20年里，精神病尤其是抑郁症会造成更多的人丧失劳动力，其危害比癌症、艾滋病和心脏病还严重。

抑郁症能不能自我治疗呢？答案是肯定的，运动对治疗抑郁症有一定的疗效。"生命在于运动"，而抑郁症患者摆脱困境，也离不开运动。尽量只是做一些力所能及的事情，但对于抑郁症患者大有裨益。美国北卡罗来纳州杜克大学医学院把156名50岁以上患有严重精神抑郁症的男子分为三组进行试验：第一组每周运动3次，每次半小时；第二组只靠治抑郁症的药物进行治疗；第三组吃药、运动并行。过了16周，三组患者的病情都有显著改善，显示单做运动的效果与单吃药以及吃药运动并行的一样好。再过6个月，运动组成绩最好——抑郁症再发的比例最低，只有8%；药物组病情再现率高达38%；吃药兼运动组也有31%。

由此可见，想要对付和预防"抑郁"，除了做专业的心理辅导和药物治疗外，重要的还有运动。

首先给大家推荐的是骑自行车运动，这项运动对治疗抑郁症的效果不凡。德国科学家曾经对一些药物治疗无效的抑郁症患者进行跟踪观察，让他们每天骑脚踏车半小时，然后逐步加大运动量，10天之后，大部分人的情绪有所改观。由此表明，锻炼可以提供药物无法达到的疗效。

其次是多做有氧运动。本书中提到的所有有氧运动项目都兼具抑郁症的治疗功能，特别是有氧大步走。多年的实践证实，有氧运动对缓解抑郁症等心理疾病非常有效。

此外，多参加集体运动也是一种调节情绪的好方法，如篮球、排球等，能改善参与者的情绪，培养其活泼、开朗、合群的个性。建议每周至少参加一次集体运动，每次持续30分钟。

健康问答

1. 抑郁症患者一般都需要积极地去运动,对缓解抑郁症是有帮助的。可我是抑郁症患者,偏偏不能运动,一旦剧烈运动,心里就会很不舒服或是症状加重些,眼看自己一天天胖起来,很苦恼。请问赵老师,这是怎么回事?还有类似的例子吗?

适量的运动对抑郁症患者的治疗效果比心理治疗好,所以建议你还是寻找适合自己的运动方式,不要做剧烈的运动。有氧锻炼或力量锻炼能有效改善抑郁症状,同时也能减轻体重,进而影响情绪。要注意的是,运动过度引起的运动过度综合征,可出现与抑郁症相似的精神症状,从而加重病情。

2. 我已经失眠好几个月了,心情一直很压抑、郁闷、心慌,甚至想自杀。我不知道该怎么调整自己的心情,请赵老师帮帮我。

首先要解开心结。有一则小寓言,说有一种小虫子很喜欢捡东西,在它所爬过的路上,只要是碰到的东西,它都会捡起来放在背上,最后小虫子被身上的重物压死了。假如人能学会取舍,学会轻装上阵,学会善待自己,凡事不跟自己较劲,甚至学会倾诉、宣泄和释放,人还会被生活压垮吗?

其次要转移注意力。把注意力转到让你轻松快乐的事情上来,比如体育运动。体育运动能使你很好地宣泄,运动完之后会感到很轻松,这样就可以把心理压力释放出来。

3. 之心老师,我妈妈长期失眠,治疗和吃药也未见疗效,这样的长期失眠有什么妙招能解决吗?

你首先要让她参加体育锻炼,尤其是有氧运动。另外,让她在睡前2小时进行300~500步的大步慢走锻炼,可以有效改善她目前的状况。

2 轻松治焦虑，不药一身轻

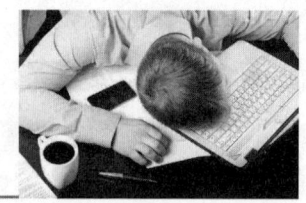

每个人都知道什么是焦虑：在你面临一次重要的考试以前，在你第一次和朋友约会之前，在你的老板大发脾气的时候，在你知道孩子得了某种疾病的时候，你都会感到焦虑，这种焦虑是正常的。不过当你有太多的焦虑，以至于成为焦虑症时，这就需要接受治疗了。

焦虑并不完全是坏事，焦虑往往能够促使你鼓起力量，去应付即将发生的危机，焦虑是有促进意义的。

但是，如果你有太多的焦虑，以至于达到焦虑症时，这种有促进意义的情绪就会起到相反的作用——它会妨碍你去应付、处理面前的危机，甚至会妨碍你的日常生活。如果得了焦虑症，可能没有什么明确的原因就感到焦虑，你会觉得焦虑如此妨碍生活，什么都干不了。

焦虑症的危害与抑郁症一样是十分巨大的。一位在外企工作的区域销售经理这样描述他的情况：工作压力大，出差怕出车祸，担心销售业绩上不去，有点小事就急得满头大汗，最近还失眠、尿频、胃痛，简直没法继续工作下去了。

什么方式可以治疗焦虑呢？答案同样是运动。

1. 转头

两腿轻轻分开，站立，距离比肩稍宽，头前倾，然后往左转（图91），归位后再往右转，心中慢慢默数一、二、三、四。左、右方向各转2次。

2. 耸肩

把肩膀耸至耳部，然后轻轻放回去。左、右肩各做5次。

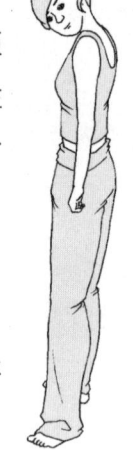

图91

3. 伸腰

举起两侧的手臂，与肩平高，然后从左边开始，尽可能弯腰，这时右臂超过头顶，看着自己的手心，默数4下，然后归位。接下来再以同样方式，弯右边的腰，数到4后归位。每边各做5次。

4. 内侧大腿伸展

双脚分开，站立，双手置于臀部上，开始向右倾斜，右腿弯、左腿直。伸展时，双手举过头顶并交叉，然后归位，继续把双手置于臀部。每边各做5次。

5. 风车

弯腰向前，手指轻触地面，然后开始把上半身朝右旋转，身子抬起来，朝左边转下，像"风车"般转一圈，用腰力旋转。头一直置于双臂中，让上半身伸展（图92）。每边各做5次。要慢慢做，免得头晕。

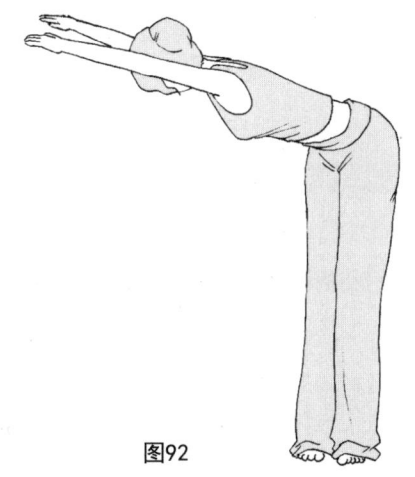

图92

6. 拉腿

做完"风车"后，继续保持弯腰状态。膝部稍弯，双掌平按地上，置于双脚稍前，抬头看正前方，然后头低下来，双腿伸直，如果无法完全伸直也没关系（柔软性需要时间训练），做10下后，膝盖轻轻弯曲站起来，回复原先的站立姿势。

7. 伸手势

双脚分开，身体转向左边，左脚趾向左方，右脚与左脚跟垂直，然后朝前方伸出双臂，如同要接收别人的礼物状，轻轻迎前，然后收式，左腿曲，右腿直。每个方向各做10次。

8. 爵士步

做完伸手姿势后，双脚收拢，然后弯腰低头，尽量朝膝盖靠去。双手抓住自己的足踝或小腿，慢慢把头贴向膝盖（不要勉强用力猛压或弹回去）。深呼吸时放松，默默数4下，然后慢慢仰起，回复原先的站立姿势，伸直脊骨。

9. 原地跑步

脚尽量抬高，双臂前后挥动（图93），想象自己是匹脱缰的野马，在原野中纵情奔驰。跑步数50下。

10. 前踢

前踢时，继续保持跑步状态，右脚前踢时，左臂向前伸出，然后换左脚踢，右手伸出。动作要利落，数50下。

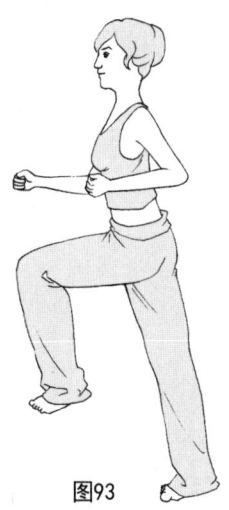

图93

健康问答

1. 赵老师,我最近总是失眠,而且浑身不舒服(甚至有时感觉自己要死了),有时手脚颤抖、麻木,头部有神经(还是血管)跳动,有时各部位的肌肉也在颤动。去医院就诊说是"焦虑症",您说我该采取什么运动治疗呢?

你试试跑步,在环境比较好的地方,比如公园。每次跑30~40分钟,穿稍厚点的衣服,让汗出透(但避免大汗淋漓),或者做自己喜欢的运动,每周4~6次。

2. 赵老师,我最近一生完气(比如与爱人吵架)就不舒服,总觉得打个嗝才好一些,如果不打嗝,就觉得很憋气。有时感觉胃也有些不太舒服。像我这种情况怎么调节?有什么好的方法吗?

你为什么生气呢?要生气的时候,你可以暂时离开,到外面跑跑步或大步走等。全身心地投入到一项运动中去,你很快就会把怨气忘掉,也就不会再生气了。你对着家人、你最爱的人生气,对他们也会造成非常大的伤害,所以不要轻易生气。

另外,运动可以很好地缓解你现在的情况。养成定时运动的习惯后,你便会发现自己的变化。

3 关注女性更年期，关注心理上的"事"

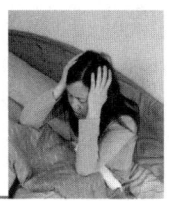

更年期妇女健身宜选择集体性项目，如走、跑、伸展健身操、集体舞、球类、太极拳、太极剑、气功等。时间：每天1小时。运动量：保持睡眠、饮食感觉良好。相信更年期的女性朋友，坚持运动健身将会获得满意的效果。

很多时候，由于生理和心理的差异，加之来自社会的压力，女性朋友更容易出现心理问题。据国外心理学家调查，接受精神疗法的男女病人比例约为1∶2，女性高于男性。而国内心理学工作者调查发现，女性患病占整体的11.7%，可见，女性心理疾病的发病率明显高于男性。如果从心理角度看，凡是不能与周围环境取得良好适应的心理和行为，都是心理疾病的征兆。常见的女性心理疾病主要有4种：神经衰弱、忧郁症、焦虑症和更年期综合征。

而相对于以上心理疾病，更年期综合征更具有普遍性和代表性。因为女性生理上的变化会使心理产生变化，常常表现为心理上的精神紧张、烦躁激动、情绪不稳、忧虑多疑、易怒；生理上的忽冷忽热、眩晕头痛、失眠耳鸣、心慌手抖、四肢发麻、神疲乏力。这些都是由于卵巢逐渐衰退萎缩、激素分泌减少、性腺功能下降，致使内分泌出现紊乱，从而影响了中枢自主神经的功能，使神经系统活动平衡失调所致。因此，女性45～55岁又称为"多事之秋"。但是不用担心，上述症状在一定范围内均属正常现象，不必过分紧张，通过运动可得以缓解。

美国的一个科研机构曾做过一个科研试验，科研人员以164名更年期妇女作为研究对象，对她们的起居饮食等生活习惯进行观察。科研人员把这些妇女分成三组：一组有规律地散步，另一组做瑜伽，第三组什么活动也不参加。

4个月后，散步组和做瑜伽组的妇女，更年期综合征症状明显减轻，心情也比过去愉快,而第三组妇女的更年期症状则依然如故。由此可见,运动对更年期妇女是有益的。

更年期妇女健身宜选择集体性项目,如走、跑、伸展健身操、集体舞、球类、太极拳、太极剑、气功等。时间:每天1小时。运动量:保持睡眠、饮食感觉良好。

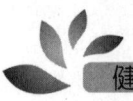
健康问答

1. 我现在处于更年期,非常喜欢登山运动,不知道登山运动对改善更年期状况有没有效果,有什么需要注意的地方吗?

登山对改善更年期状况是非常有效的,需要注意的地方有:

①更年期妇女登山的速度要控制,不宜太快,活动量不宜太大,以防止外伤、骨折。活动量要有所控制,应逐渐增加活动量,以达到既活动身体、减少骨质丢失,又陶冶情操的目的。

②登山之前要做些准备运动,一般需要10分钟左右的热身。登山应穿防滑登山鞋,防止跌倒,防止关节肌肉损伤,不要穿厚跟鞋,尤其不要穿高跟鞋,衣服也应宽松舒适。天气炎热时不宜登山,登山时间也不宜太长。

③更年期妇女最好选择较低的山岭攀爬,要注意安全。总之,更年期妇女登山应以休闲娱乐为主,而不必追求速度,以防发生意外。

2. 之心老师,更年期的妇女经常心慌气短,心脑供血不足,能练习大步走吗?我怎么才走几百步,心也慌、头也晕呢?

可以进行大步走锻炼。若出现这些症状,你可以先把速度慢下来,变成走步或散步,等症状缓解后再改为大步走。

4 减压：别让"精神病"抓住你

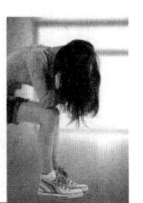

据统计，工作压力大的公司职员，有半数都产生过想"暴揍同事一顿"的念头，这并非耸人听闻！英国公布的一项调查结果称，高负荷的工作、爱出毛病的电脑、惹人烦的同事都是产生这种"愤怒"的根源。调查中，51%的女性称自己曾动过"暴打同事一顿"的念头。相比之下，男性还绅士一些，有39%的人想过要打别人出气。

下班了，你是否一边走、一边还在想刚刚上班的事情。今天是周一，开会的气氛不大好，同事都因为老板的脸色欠佳而噤若寒蝉。业务部和财务部你来我往地辩个不停，说来说去都是经济不景气的缘故。可是老板怪罪下来，每个人都有点郁闷。刚才散会晚了点，又接到家里的电话催着早点回去，这会儿公交车上又特别拥挤，忙碌了一天压力好大。

美美在一家知名的外企工作，平时的工作像大山一样重重地压在她的心头，每天连口水都顾不上喝，早晨进办公室后倒的水，到下班时还原封未动。由于精神压力太大，美美变得很敏感、易怒，甚至还有一点点神经质。在公司，往往因为工作上的一点点差错，就会和同事争执起来，或是迁怒于他人。回到家里，父母的关心令她感到心烦意乱，实在忍不住了，就把无名火发泄到父母身上。

有一段时间，美美经常被部门经理训斥，正当郁闷之时，部门经理竟然向她道歉，美美这才知道，原来部门经理和自己一样也是压力太大，没有地方发泄。想想自己对父母的发泄，心里觉得真不是滋味。可是，有没有更好的方法来宣泄内心的压力呢？

消除愤怒，缓解压抑情绪，对身心健康十分重要。一般情况下，让愤怒情绪发泄出来是有效的方法，例如，愤怒心理会引起血压升高，只要把愤怒的情绪发泄出来，情绪松弛了，血压也就跟着降了下来。如果愤怒的情绪受到压抑，不能自由地宣泄出来，情绪上的紧张就不能得以松弛，血压也就会一直保持在较高的水平上。

哪些运动能减压呢？通常，有氧运动能使人全身得到放松。想通过运动缓解压力，可以参加一些缓和的、运动量小的运动，使心情先平静下来，如跳绳、做操、游泳、散步、打乒乓球等。对考生而言，如果有机会参加一些集体运动，如打篮球、打排球等，还能体会到合作的愉快，增强斗志。运动时间可掌握在每天半小时左右。

1. 放松肌肉法

可以在睡前练习。在安静、灯光柔和的房间里躺下，掌心向上，两腿伸直，脚尖向外；闭上眼睛，轻柔地按照自己的节奏呼吸；绷紧脸部肌肉约10秒钟，放松；缓慢地向上抬头，放下；提肩10秒钟，放松；伸展手臂及手指，握拳10秒钟，放松；提臀，然后缓缓地放下；脚后跟并拢，向外伸展腿和脚趾，然后完全放松。重复练习5次。

2. 呼吸减压法

运动的人都知道，深呼吸能帮助尽快地将运动心率恢复到正常。当紧张的时候做几次深呼吸，能起到放松心情的作用。考生最好能学习一些呼吸减压的方法。

①深呼吸：选一种舒适的姿势，或站或坐，将双手放在胸前，上身保持放松，吸气的同时扩展胸部，稍停，紧闭双唇，慢慢呼气，重复几次，会感到紧张的情绪缓和许多，心情也会随之舒畅。

②净化呼吸：立姿，两脚分开，与肩同宽，用鼻做深吸气，同时两臂缓缓经体侧平举至上举（图94）。待吸足气后（两臂上举），两臂急速下放似"挥砍"，张口吐气的同时高喊一声"哈"（图95）。这一练习有助于消除精神紧张，并排出长期郁积在肺部的浊气。

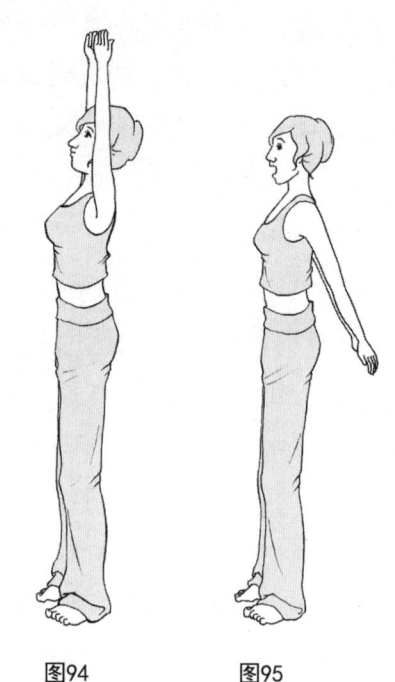

图94　　　　图95

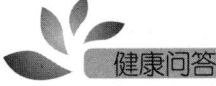
健康问答

1. 每当我不高兴的时候，就出去猛跑一通，有时候心情会好一点儿，有时候却没有多大效果，反倒觉得很累，我有时候真想辞职算了。赵老师，您说这压力还能缓解吗？

如果带着太大的压力和不良情绪去锻炼，在锻炼中思绪杂乱，注意力不集中，会影响锻炼效果。刻意去做一些剧烈的、运动量大的运动项目，认为出一身大汗，压力和不良情绪就会全部释放出来，其实效果恰恰相反。这种剧烈且大运动量的锻炼，不但会造成身体疲劳，加上原来紧张的精神，压力不但排解不了，情绪反而会更坏。

为了达到放松身心的目的，可以选择自己喜爱的、能产生愉悦感的运动。运动完毕后要及时洗浴，防止感冒。运动时间不要过长，避免过度疲劳或兴奋。

想通过运动缓解压力，可以先参加一些缓和的、运动量小的运动，先使心情平静下来，再逐渐过渡到大运动量的运动。

2. 工作压力太大了，搞得我连运动兴趣都没有了，想换个环境，出去爬山啊、游泳啊，可惜只能是想想。

不一定要外出旅游，有时候换一个运动环境，可能对缓解压力起到意想不到的效果。如经常在室内运动的人，可以到户外爬山，到小树林里去跑步，或许会感觉轻松愉快。运动前可以尝试一下心理调节，也有利于更好地释放压力。在安静的地方，闭目养神几分钟，做几次深呼吸；或对着镜子看看自己，说几句鼓励自己的话，让精神振奋起来；或听一曲喜爱的音乐，转移注意力，以达到更好的放松、减压效果。

5 运动让你不疲劳：摆脱慢性疲劳综合征

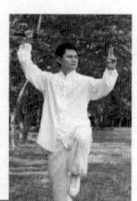

高血压对健康危害极大，但遗憾的是，大部分人并不在乎自己血压升高。高血压的特征之一是几乎没有症状。因此，搭上"高血压快车"的乘客，对高血压放任不管，等到察觉之时，可能已经躺在医院的病床上了。也就是说，已经抵达了脑中风、心肌梗死等病名的"终点站"。

朋友的丈夫今年43岁，十几年前硕士毕业后，进入金融管理机关工作。由于业务能力和文字能力都很好，一年后做了领导的秘书，3年后，被任命为某分行的行长，年轻得志，雄心勃勃，准备干一番事业。在竞争激烈的金融业内，他感到压力越来越大，节假日也很少休息，这么多年打拼下来，银行的业绩还算不错，但他自己越来越觉得不爽。最让他烦恼的是，作为一个大男人，动不动就感冒、发烧，一年四季每次感冒流行都躲不过。原本身体非常棒，现在却常感到头痛头晕、四肢乏力酸痛、失眠烦躁，有一种说不出来的劳累和不适感。医院体检结果，血脂偏高，血压也有点高，其他正常，无器质性病变。医生的结论是，患有慢性疲劳综合征。

如果你总是感到疲劳，浑身无力，吃不香、睡不着，怀疑自己得了什么慢性病，但又没有什么明显的症状，也许该去医院检查，看是否感染了慢性疲劳综合征。流行病学调查提示，人群中慢性疲劳综合征发病率为0.2%～0.7%，多见于20～50岁年龄段的人。慢性疲劳综合征是亚健康状态中的一种，又称第三状态，是现代社会常见的健康问题。

运动可有效地解除躯体（身）和精神（心）两方面的疲劳，因此，坚持健身运动可治疗慢性疲劳综合征、更年期综合征等身心疾病。

1. 手臂运动

①两脚分开，与肩同宽，双手自然下

垂（图96）。

②两臂向前伸，与肩同高，再用力向后甩去（图97）。

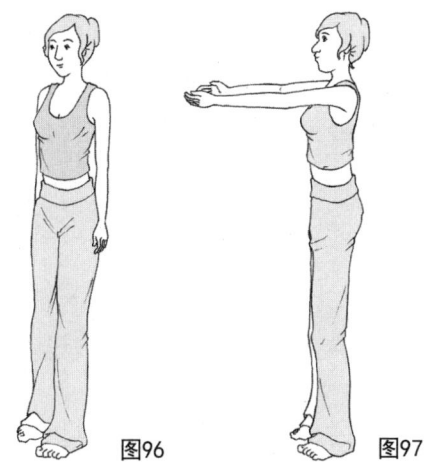

图96　　　　图97

注意：开始每次做30～50次，以后逐渐增加次数，直至150～200次。

2.头部运动

①双手捧住脸的两边，轻轻挤压下颌，再放开，反复做3～5次。下颌向下伸，嘴张开，再合上，上颌尽量不动。做3～5次。

②对着镜子，提起一侧眉毛，保持几秒钟后放下，换另一侧再做。

③对着镜子，做挤眉弄眼、皱鼻、鼓腮、吐舌、龇牙，以及装苦笑、发怒等各种表情，共2分钟。

④嘴唇向外撅起做鸭嘴状，口张成"O"形，再做吹口哨状，维持几秒钟后还原。嘴尽量张开，如大笑状。

3.上身运动

①双手抱头，两肘稍用力向下压，内夹，颈部前屈，然后颈部用力尽量后仰（图98）。每次保持1～2秒钟，共做8次。

②十指交叉上举，掌心朝上（图99），然后由慢到快用力后振10次。

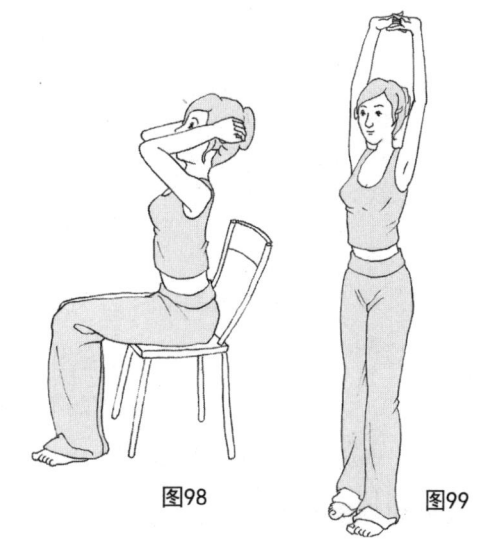

图98　　　　图99

③两臂屈肘，前平举，含胸低头，然后两臂向侧后平行伸直，抬头，挺胸。做10次。

④一手叉腰，另一手臂伸直，上举，上身稍侧倾，手臂用力向侧上方伸展5次，然后换另一侧做。每次静止1～2秒钟。

⑤两手抱头，身体前倾，然后上身后仰，肘关节外展，尽量把身体伸直，保持3～4秒钟。以缓慢的速度做5次。

健康问答

1. 我以前不注意休息，过度用脑，没什么事晚上也一定要熬到很晚才睡觉。前一段时间，我感觉自己实在不行了，脑袋总是发沉，总喜欢发呆，想睡又睡不着，吃饭也没什么胃口，也不喜欢和别人多讲话，感觉自己好像得了什么大病似的。请问这是慢性疲劳征的征兆吗？有什么办法可以治疗？

这些症状说明你是一个准慢性疲劳综合征的患者。解决方法可以是运动，也可以是适当的休息和娱乐。

运动的方式可以根据自己的爱好和兴趣选择，如打羽毛球、打乒乓球、慢跑、游泳、健身等，运动量根据自己的情况调整。

也可以约几个好朋友，在酒吧一边喝酒一边轻松聊天，或者一个人喝点酒或饮料，静静听着音乐，这对于放松心情非常有好处。也可以跳跳舞或唱唱歌等，在快乐的过程中赶走疲劳。

2. 运动后饮酒可以加速消除疲劳吗？

运动后饮酒对身体的影响主要是看饮酒量。一般认为，运动后少量饮酒可以改善血液循环，加速消除疲劳。但是长期大量饮酒会使食欲下降，食物摄入减少，以致发生多种营养素缺乏。酒精还影响叶酸吸收，致使体内叶酸缺乏，叶酸缺乏可导致贫血。另外，大量饮酒会损害消化系统，尤其是损害肝脏的健康。

Part 10
关注运动营养：
健身靠汗也靠饭

在运动训练学中有一句名言："疲劳不能消除的训练是危险的。"这句话无论是在竞技体育中还是在全民健身中都具有指导作用。它说明，体质的增强是在体能恢复中实现的，而体能恢复很大程度上要靠合理的营养补充。在这一章，我要谈的就是这个话题：健身靠出汗，也靠吃饭。

1 锻炼身体，拒绝胡吃海喝

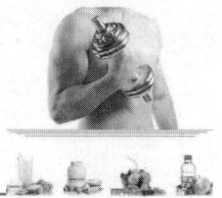

锻炼身体好不好？好，但光锻炼没用，如果一边锻炼身体、一边胡吃海喝，一样会得病。多年的科学研究证实，人的疾病70%来自饮食，癌症50%来自饮食。

我国卫生部门对当前大城市的青少年调查发现，5个人中就有一个是肥胖者，还有一个营养不良者，如北京市中学生的肥胖率为18.34%，营养不良率为18.7%。为什么肥胖呢？主要是营养过剩和运动不足造成的。

美国加州旧金山大学的一位教授做过一个试验，那是关于运动与饮食对身体影响的著名试验。有一群因患冠心病而被建议做冠脉搭桥术的病人拒绝手术，这位教授就为他们制订了严格的改变生活方式的计划，包括：减掉10%的脂肪，素食，有规律的每周3小时步行锻炼，戒烟，消除紧张心理的培训。一年后，被研究的病人平均胆固醇下降24%，其中84%的病人冠状动脉损伤好转，胸痛发作的频率减少91%。当然，除了疾病的痛苦，这些病人花费也是不菲的。如果他们早早懂得合理饮食和科学运动，这一切都可以避免了。

我认识一位朋友，是老年体协的领导，负责老年体育，自己坚持每天打门球，晒得又黑又壮，非常健康，人也老实本分，但是突然得了胃癌，为什么？后来有人告诉我说，这位每天最少半斤肉、每顿半斤酒，雷打不动。这样的饮食习惯，生病不稀奇，不生病才叫稀奇呢！

还有一位师级干部，爱人是位医学专家，每天锻炼身体，慢跑5 000米，还进行冷水浴，就是舍不得吃、舍不得穿，做一顿饭吃几天，结果一查体，晚期肝癌。这么锻炼身体，怎么还得肝癌呢？经过了解，他常吃剩饭剩菜，做一顿吃几天，最后不仅没有营养，而且还会产生致癌物质。吃剩菜致癌，因为剩菜中含有亚硝酸盐，而一旦拥有了好的饮食习惯与科学的运动方式,却又是另一番情形。

美国圣莫尼卡有一位名叫尤拉·韦弗的老太太,她患有高血压病,心脏及关节功能也都欠佳。她只能走30米远,夏天还得戴手套。在她81岁时,她开始按照一个长寿研究所为她制订的锻炼与饮食计划进行健身,每天在一辆固定自行车上踏16~24千米,结果她健健康康地活到88岁。

有着美国"健身之父"称号的杰克·拉兰内享年97岁。他在世时,一直向人们积极宣传自己的养生之道:合理饮食和经常锻炼。

在这方面,一生都在敦促美国人优化饮食结构和进行更多体育锻炼的拉兰内本人就是一个最令人信服的例子。他在90岁高龄时,还能够举重,做仰卧起坐,甚至能把78岁的妻子举起来。由此可见,尽管我们一生都在吃,但只有吃得科学、吃得文明、吃得健康,才会带给你莫大的好处;吃得不文明、吃得不健康、吃得不科学,必然百病缠身,有损健康。

作为一个健身者该如何吃呢?健身爱好者的食谱要注意以下几个问题:

①合理选择三餐食物的种类和数量,而不是单单根据自己的喜好选择食物。

②要重视主食的摄入,如米、面、馒头等。主食中含有丰富的碳水化合物,能供给运动者充足的能量。

③动物蛋白和植物蛋白的比例要适宜,避免摄入过多的肉类,应多食牛奶和豆制品。

④吃各种蔬菜和水果,特别应强调增加生食的蔬菜,以减少营养素损失。

⑤少吃或不吃油炸食物、肥猪肉、烤鸭、腊肉、奶油等,它们可能会招致肥胖。

健康问答

1. 我今年25岁,体重87千克,想麻烦赵老师帮我制订一份训练计划。

建议如下:杠铃卧推、哑铃飞鸟、颈前下拉、推肩器、杠铃蹲举,以上每个动作做2~4组,每组做8~12次。运动前要伸展韧带进行热身。隔天运动1次,计划适用1~2个月。饮食要清淡,多吃粮食类食物。

2. 运动量大会引起营养不良吗?

运动、饮食得当不会引起营养不良。进行大运动量锻炼时，体内的生理机能和代谢水平尽管比平常大得多，这个时候需要适当调整食物之间的比例。通常每天膳食中需有7种必不可少的食物，即米、面或其他食粮、薯类、绿色或黄色蔬菜、蛋白食品（植物性和大豆类掺用）、烹调食油、水果或瓜、茄、食盐、其他调味品以及个人爱好的营养品。根据现在我国城镇居民的生活条件，只要一日保证定时的三餐，一般可以满足健身运动的需要。如果健身性运动量确实很大，或者为了参加竞赛，那就适当增加些蛋白质和维生素C、E或其他市场出售的营养品。另外，要保证运动后休息好和充足的睡眠，这是促进运动后恢复的重要条件。只要注意这些，保健性运动的运动量是不会引起营养不良的。

3. 赵老师，我今年41岁，每年体检时发现血脂和甘油三酯等都会升高，身体状况还算可以。我调整了饮食结构，现在素食居多，每天20～30分钟的慢跑锻炼，已坚持了几个月，但还是感觉特别累，总有种睡不够、想睡觉的感觉。我应该采用什么锻炼方法改变现在的身体状况？这种疲乏的反应正常吗？我应该做什么检查或治疗？

不单纯是吃素的问题，其他如油的摄入量、花生等干果的摄入量和日常活动量都要一并考虑。

建议你还是坚持每天30分钟的慢跑，而且要定时、定量、定强度，另外加上每天300～500步的大步慢走运动。

2 运动饮食的"三个注意"

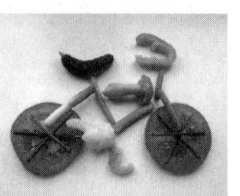

大家都知道晨练的规矩：第一不要摸黑锻炼，第二不要在雾中锻炼，第三不要练出大汗，第四不要空腹锻炼。前三个

关注运动营养：
Part10 健身靠汗也靠饭

问题没有什么争议，对于第四个问题，却一争就是几十年，到如今仍没有个定论。因此，这是因人而异的，你不要听这个人这样说你就这样，那个人那样说你又那样，最后把自己搞糊涂了。有人说空腹好，有人说吃点东西好，怎么样最好呢？我的观点是应该因人而异。

北京奥运会引发了人们从事体育运动的热情。不过，我提醒大家，在运动前后和运动过程中，科学合理的饮食安排会使运动效果事半功倍。对于运动与饮食而言，以下这几个问题值得注意。

1. 运动前饮食要灵活

比如，有的人血糖水平高，空腹运动没有什么问题；有的人血糖水平低些，要喝点蜂蜜、糖水之类的饮料；有的人体质实在太差，喝液体根本不管用，不得不吃点固体食物。无论空腹或吃什么，只要适合自己就可以。既然你觉得吃东西胃受不了，那就不要吃，或者只吃一点。如果你感觉什么也不吃，运动后没有不适症状，那么完全可以空腹运动。如果你觉得空腹运动有点发晕，那就吃点东西或喝点水，这取决于你的血糖水平。灵活掌握，用不着搞那么复杂，健身运动又不是竞技需要严格控制饮食。对我们来说，只要运动时感觉舒服，就是最好的效果。

2. 运动中及时补充水分

喝什么水大有讲究。在五花八门的饮品中，冰镇饮料和甜味饮料尤其受年轻人的欢迎。不少人有这样的经历：喝了很多水，却仍旧不解渴，甚至越喝越渴，有的还出现体温升高、肌肉痉挛等症状。

运动前后和运动过程中补充水分是很有学问的，喝对了才有助于保持体液平衡，保证健身者的健康和安全。

如何喝？世界运动医学领域的权威机构——美国运动医学学院就其运动补水的原则概括为以下几点：

①运动前2小时喝500毫升左右的白开水。运动前补充水分可以提高机体的热调节能力，降低运动中的心率。提前2小时补水可以给肾脏代谢充足的时间，将体液平衡和渗透压调节到最佳状态。

②如果运动时间超过1个小时，应喝些淡盐水，每升水加0.11~0.15克盐，水温控制在15℃~22℃。研究者称，运动时大量出汗，汗液中含有很多离子成分，

此时再喝不含任何离子的白开水，便起不到补充效果。而淡盐水则能及时补充流失的离子，防止出现血钠症等不适反应。运动前，最好随身带个保温杯，按比例冲好淡盐水，即使不感到口渴，每运动20分钟也要喝一两口，以补充体内汗液的流失。

③运动后要喝电解质饮料，即含有钠、钾、氯、镁、钙、磷等矿物质的饮料，或者可以按1∶15的比例在白开水中加些糖饮用。水中加入糖，是为了保持一定的血糖浓度，延缓疲劳发生。

④运动后不宜吃鱼、肉等酸性食物。运动后，人体内的糖、脂肪、蛋白质被大量分解，产生乳酸、磷酸等酸性物质，这些酸性物质会刺激人体组织器官，使人感到肌肉、关节酸胀和精神疲乏。鱼、肉等食品属于酸性食物，运动后马上食用会使体液更加酸性化，不利于解除肌肉、关节酸胀感和身体疲劳感。运动后宜吃水果、蔬菜、豆制品等碱性食物，以保持体内酸碱平衡，从而达到消除运动疲劳的目的。

健康问答

1. 现在我特别能出汗，稍微一运动就出汗，吃饭时也会有汗。这是身体虚或是阴虚之类的毛病，还是因为我太胖了（身高166厘米、体重75千克）才比较容易出汗？我是个女孩，21岁，要是身体虚，我该做些什么？或是如何从饮食上加以改善？

①你还年轻，这虚那虚跟你还沾不上边，所以你不用担心。但你现在的肥胖问题是要引起重视，一定要加以控制，不然以后就很难减了。

②饮食方面，你要控制总热量的摄入，少吃一些高热量的食物，如油炸食物、肉类、方便食品、油脂等，在保证营养均衡的前提下，尽量减少热量的摄入。

③参加运动，每天不少于30分钟的有氧运动，20～30分钟的力量锻炼和柔软性锻炼，全面提高身体素质，同时通过运动来达到减肥的目的。单纯的饮食控制对减肥效果不明显，必须配合有氧运动，建议进行大步走、骑车、游泳等，这些运动对关节刺激相对比较小，等体重下降

到70千克以下后再进行慢跑、爬山等运动。

2. 运动后可以马上喝水吗？我一般过10分钟再喝水。还有上跑步机做运动之前吃些什么东西比较好？我一上跑步机做运动就饿，今天跑了40分钟，感觉还可以。我在跑步机上运动完就拍打小腿，这样是不是可以防止小腿不变粗？

运动完可以马上喝水，但量不要太大。运动前后可以吃些容易消化的食物，如水果、粮食类食物。跑完之后拍打小腿有利于消除疲劳，跑步不会使腿部变粗。

3 "冬练三九"吃什么

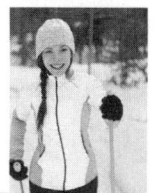

冬天锻炼可以增加机体与寒冷空气接触的机会，能提高机体体温的自我调节能力和御寒能力。

俗话说"热在三伏，冷在三九"。那么，为什么要在气温变化的这两个极端天气加强体育锻炼呢？

在炎热和严寒时期，人们往往对进行保健运动有畏惧情绪，这对坚持锻炼、保持运动的恒心是一个考验，对锻炼意志、培养运动习惯有重要意义。特别是冬季能否坚持锻炼，是检验自己是否已形成运动习惯的一把重要尺子。

在这两个时期坚持保健运动，对于自身提高对气候变化的适应能力很有帮助，可以大大提高耐寒、耐暑的体能。如冬天锻炼，可以增加机体与寒冷空气接触的机会，使身体经常受到冷空气的刺激，从而提高自我调节能力和御寒能力；夏天锻炼，人体在炎热的阳光下运动，必然产生更多的热量，通过血管的扩张、汗腺的分泌以及汗液蒸发，保持体温恒定，增强人体的抗热能力。

这两个时期坚持运动，有利于某些

疾病尤其是慢性病的防治。无论是冬练三九还是夏练三伏，由于都是在极端的天气下进行锻炼，需要注意的事情很多。冬练，第一是注意防寒保暖，因为运动前冷，运动后又会变热，因此在穿着方面很有讲究。锻炼时不要穿得过多，锻炼后要及时加穿衣服。第二是注意安全。因为冬季气温低，韧带的弹性、关节的灵活性都较差，容易发生运动损伤，锻炼前要做好充分的准备活动。另外，冬季很多地方都会结冰，要防滑，特别是进行跑步锻炼的人。第三是注意饮食。这个问题平时不太注意，不过此时应该重视起来，因为通过饮食可起到保温、御寒和防燥的作用。

生活中怕冷的人是很多的，这些人除了运动外，还需要特别注意通过饮食来补充热量。我认识一个跑保险的业务员，很怕冷，坐在没开电暖器的房间，她要不断喝热茶"驱寒"。出门走访客户，一定"全副武装"——大衣、围巾，外加帽子。如果你也像她一样，怎么办？上面我说了：饮食+运动。在这个季节里，日常饮食中需要遵循的原则有3个：

①要吃热食，注意食物温度。少吃冷的，少喝冰的，自然不会觉得冷。

不过食物的温度太高也不好，不但容易烫伤口腔，还会伤害食管、胃、十二指肠等消化道。早在1922年就有国外的医师指出，胃溃疡患者大都喜欢喝热饮。国外的动物实验也发现，喝下超过60℃的热水，会伤害胃部黏膜和造成胃炎。医学界也提出警告，常喝滚热的汤、饮料，有可能导致食道癌。

②吃含热量高的食物，保证热能的供给。吃高热量食物也是有讲究的，应以优质蛋白质为主，如瘦肉、鸡蛋、鱼类、乳类、豆类及其制品等。这些食物所含的蛋白质不仅便于消化吸收，而且富含氨基酸，营养价值较高，可增加人体的耐寒和抗病能力。

③多吃含维生素B_2、维生素A、维生素C的食物。寒冷气候使人体的氧化功能加强，机体维生素代谢发生了明显的变化，饮食中要及时补充维生素B_2（核黄素），以防口角炎、唇炎、舌炎等疾病的发生，维生素B_2主要存在于动物肝脏、鸡蛋、牛奶、豆类等食物中。维生素A能增强人体的耐寒力，应多吃些富含维生素A的食物，如猪肝、胡萝卜、玉米、红薯、西红柿等。维生素C可提高人体对寒冷的适应能力，对血管具有良好的保护作用，故应注意摄取新鲜蔬菜和水果。

健康问答

1. 冬天很冷，我又有关节炎等毛病，这些年主要以室内运动为主。我这种情况适合室外运动吗？

冬季在户外进行体育活动能增强机体的御寒能力。气温变化时，机体能主动适应环境，及时调动生热机能，维持体温恒定，提高御寒能力。另外，冬季在户外进行锻炼能增强机体的抗病能力。如果长时间待在室内，久而久之会缺乏对寒冷环境的适应能力，外出稍不注意就可能因风吹着凉而引发感冒等疾病。因此，在冬季宜进行一些户外运动。

2. 冬季既然需要补充热量，是不是可以多吃点大鱼大肉了？

冬天同样不可以放纵口福。在天太冷时候，许多人常待在室内，活动量不大，反而更要注意控制热量，尤其冬天节庆扎堆，吃大鱼大肉的机会增加，稍不留意，体重计上的数字就可能直线上升，健康状况也可能随之亮起红灯。

4 "夏练三伏"的饮食法则

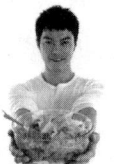

人在夏天炎热的阳光下、空气中运动，必然会产生更多的热量，通过血管的扩张、汗腺的分泌以及汗液的蒸发，可保持体温恒定，增强机体的抗热能力。

提起夏季锻炼，有些人会说："大热的天，不动弹还出汗哪，再锻炼那不是找罪受吗？"可是我国武术界根据实践经验提出了"冬练三九，夏练三伏"的主张，这又是为什么呢？原来人体对外界环境变化是非常敏感的。天热的时候，皮下毛细血管扩张，皮肤潮红，汗管开放，借出汗来加速体温发散，这是机体对外界的一种适应能力。夏季坚持体育锻炼，有利于提高这种适应能力。

夏天锻炼要特别关注饮食和营养问题。

夏天运动时会大量出汗，这是运动营养学家最常提醒人们需要注意的问题。人体对高温的反应是血管扩张，体表温度升高利于散热：一是辐射散热，二是出汗蒸发散热。在大热天锻炼，出汗量会更多，致使水大量丢失。机体所有维持生命的代谢活动都离不开水，当机体丢失水分过多时，就会引起脱水。脱水时血浆容量减少，心脏负担加重，体温控制失灵造成体温升高，还会出现头晕、头痛、虚弱、情绪易激动、恶心、呕吐等常见的中暑症状。汗液里还含有钠、钾等无机盐，这些成分在医学上称作电解质，大量丢失会引起体内的电解质代谢紊乱，严重时会发生心律失常等危险情况。汗液中还含有各种水溶性维生素，如果丢失过多又得不到及时补充，会造成维生素缺乏。

在热环境中运动，要注意足量补水，同时适量补充无机盐和维生素。注意不能以口渴感觉来决定是否补水。人体对脱水没有很准确的感觉，当感到口渴时，机体可能已经有一定程度的脱水或处于脱水的边缘了。当预计出汗量较大时，运动前和运动中都应不断地补水，原则上以不引起胃肠道不适为度。补水的品种可以是白水、含糖量不太高的饮料，但不宜饮用充气饮料。当运动量比较大、出汗量比较多时，最好饮用专用的运动饮料。

夏季因天气炎热，多数人食欲不佳，饭量减少，消化功能比较弱，这时常常会发生热能摄入不足的情况。能量供给不足，会影响锻炼时的体力和耐力，应该合理安排饮食，保证足够的能量摄入。例如，早餐可以比其他季节吃的量大一点，饭菜调配得清淡一点，多吃一些蔬菜、水果，这些食品可以保证各种维生素和矿物质的供给；少吃油腻的食物，因为即使是瘦肉，也含有一定量的隐性脂肪。要保证优质蛋白质的供给，蛋白质的质量，一方面要从消化吸收的角度考虑，选择易消化的食物，肉要嫩一点，烹调的火候足一点；另一方面要考虑蛋白质本身的质量，动物性的食物，其蛋白质质量要好一点，特别是奶，可以同时提供优质的蛋白质和钙质。

健康问答

1. 夏天锻炼不怕中暑吗?

如果因为怕中暑而停止锻炼,也会因为其他原因而放弃锻炼,那就达不到锻炼效果了。但锻炼的时候一定要注意避免中暑,怎么避免呢?

①不要在炎热的中午进行锻炼(游泳例外)。

②运动时间不要过长,没有锻炼习惯的人运动量不要过大。运动时应该增加休息的次数。

③防止阳光直接照射,着装要宽松透气,以便于散热。

④及时补充水分,运动后最好能用热水洗澡。

一旦出现中暑症状,应该马上找阴凉的地方躺下,脱去衣服,用湿毛巾擦身,喝一些凉水。如果情况严重,应当立刻请医生治疗。

2. 夏天运动后能喝啤酒吗?

最好不喝。喝啤酒倒是很舒服,但舒服归舒服,还是要注意身体。据科学测定,剧烈运动后立即喝啤酒,会使血液中尿酸的浓度增加2.1倍,容易导致中风。另外,大量饮用冰镇啤酒会使胃肠道的温度骤然下降,血流量减少,从而造成胃肠生理功能失调,影响消化,甚至引发经常性腹痛和腹泻等疾病。

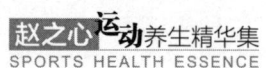

附 录
健身走、跑计划表

一、体能中等的初练者10周有氧健身走计划

周	距离（米）	时间（分钟）	备 注
1	3 200	34	初学者可分两次完成
2	3 200	32	
3	3 200	30	
4	4 000	38	
5	4 000	37	适应后再增加距离
6	4 000	36	若未适应，可延长前面距离走，计划1周
7	4 800	45	
8	4 800	44	
9	4 800	43	
10	4 800	42	

注：中等距离完成后，可进入中、高级阶段。若达不到距离和时间规定，可延长1周，然后才能进入中、高级阶段。

二、体能中、高级阶段者10周有氧健身走计划

周	距离（米）	时间（分钟）	备 注
1	3 200	24~30	第一周为调适阶段
2	4 800	36~45	待较轻松后进入第二周目标
3	6 400	45~60	

（续表）

周	距离（米）	时间（分钟）	备 注
4	7 200	60~80	
5	7 200	55~75	同距离，慢慢缩短练习时间
6	7 200	55~70	要量力而为，用脉搏控制强度
7	7 200	50~70	
8	7 200	50~65	
9	7 200	45~65	要根据体能情况调整强度
10	7 200	45~60	

注：健身走锻炼时，可采取大步慢走、大步快走等8种走法。每次练习时要坚持循序渐进、持之以恒的原则，而且自己要根据脉搏调整好强度。

三、10周健身走与跑交替有氧锻炼计划

周	锻炼方式	距离（米）	锻炼次数（周）
1	走	3 200	3
2	走	3 200	3
3	走跑交替	3 200	4
4	走跑交替	3 200	4
5	慢跑	3 200	4
6	慢跑	3 200	4
7	慢跑	3 600	4
8	慢跑	4 000	4
9	慢跑	4 400	4
10	慢跑	4 800	4

四、10周健身跑锻炼计划

周	距离（米）	时间（分钟）	锻炼次数（周）
1	1 600	13.5	4
2	1 600	13	4
3	1 600	12.5	4
4	1 600	11.5	4
5	2 400	14.5	4
6	2 400	14	4
7	2 800	17	4
8	2 800	16.5	4
9	3 200	19.5	4
10	3 200	18	4

图书在版编目（CIP）数据

赵之心运动养生精华集 / 赵之心主编. –2版.
– 济南：山东科学技术出版社，2016.4（2019.9重印）
ISBN 978-7-5331-7480-4

Ⅰ.①赵… Ⅱ.①赵… Ⅲ.①健身运动–养生（中医）–基本知识 Ⅳ.① R161.1

中国版本图书馆 CIP 数据核字 (2014) 第 098701 号

主　编	赵之心				
编　委	纪康宝	孟　君	湛先霞	湛先余	王爱玲
	陈亚征	何发俊	何发惠	张　俊	钱　浩
	刘超平	张建梅	徐宪江	高红敏	王振华
	王玲玲	罗　凌	王红博	刘　红	

赵之心运动养生精华集
ZHAOZHIXIN YUNDONG YANGSHENG JINGHUAJI

责任编辑：王晋辉
装帧设计：董小眉　李玉颖

主管单位：山东出版传媒股份有限公司
出 版 者：山东科学技术出版社
　　　　　地址：济南市市中区英雄山路189号
　　　　　邮编：250002　电话：（0531）82098088
　　　　　网址：www.lkj.com.cn
　　　　　电子邮件：sdkj@sdcbcm.com
发 行 者：山东科学技术出版社
　　　　　地址：济南市市中区英雄山路189号
　　　　　邮编：250002　电话：（0531）82098071
印 刷 者：山东临沂新华印刷物流集团有限责任公司
　　　　　地址：山东临沂高新技术产业开发区新华路
　　　　　邮编：276017　电话：（0539）2925659

规格：16开（185mm×240mm）
印张：13.75　　字数：150千　　印数：30001~32000
版次：2016年4月第2版　2019年9月第9次印刷
定价：29.80元